U0203640

常用中医护理技术操作指南

主编　秦元梅　杨丽霞

河南科学技术出版社

·郑州·

图书在版编目（CIP）数据

常用中医护理技术操作指南/秦元梅，杨丽霞主编．
—郑州：河南科学技术出版社，2016.4
ISBN 978-7-5349-7381-9

Ⅰ．①常…　Ⅱ．①秦…②杨…　Ⅲ．①中医学－护
理学－技术操作规程　Ⅳ．①R248-65

中国版本图书馆 CIP 数据核字（2016）第 063771 号

出版发行：河南科学技术出版社
　　　　　地址：郑州市经五路 66 号　　邮编：450002
　　　　　电话：(0371) 65737028　65788613
　　　　　网址：www.hnstp.cn
策划编辑：李喜婷　范广红　马晓薇
责任编辑：马晓薇
责任校对：崔春娟
封面设计：中文天地
版式设计：侯俊梅
责任印制：朱　飞
印　　刷：河南安泰彩印有限公司
经　　销：全国新华书店
幅面尺寸：170 mm×240 mm　　印张：5.75　　字数：110 千字
版　　次：2016 年 4 月第 1 版　　2016 年 4 月第 1 次印刷
定　　价：20.00 元

《常用中医护理技术操作指南》编委会

主　审　朱明军　李素云
主　编　秦元梅　杨丽霞
副主编　刘　姝　钟　远　王妍炜　费景兰
编　委　（按姓氏笔画排序）
　　　　丁红云　王晓丹　井晓磊　田曙光
　　　　白青云　白彦慧　任先丽　李　磊
　　　　杨艳明　邹小燕　宋　静　宋晓燕
　　　　郑连雪　袁　冬　唐二云　唐晓早
　　　　崔晓宁

前　言

传统中医护理技术在中医临床工作中占有重要的地位，拥有丰富的内涵和实用性。体现中医药简、便、廉、验的特色，深受广大患者的欢迎。发挥中医护理特色和优势，注重中医药技术在护理工作中的应用，规范中医护理技术的可操作性、有效性和规范性已势在必行。

《常用中医护理技术操作指南》是依据中华中医药学会发布的《中医护理常规技术操作规程》为指导，结合河南中医学院第一附属医院中医护理特色，编者对39项各专业方向常用及创新中医护理技术操作流程进行整理、归纳，以文字、图表的形式展示出各项操作的流程、重要步骤及评分标准。本书着重突出中医护理技术的规范性和实用性。编写过程中充分体现了创新、实用、与临床相结合的特色，对临床中医护理操作具有指导性意义。

参与本书编写的人员均为临床护理专家和骨干，编写中力求简明、实用，既延续了中医护理技术的传统和精髓，又融合了现代临床技术操作的理念，对中医护理起到了传承和发扬的作用。

由于编者水平有限，不完善之处诚望各位专家和同行们提出指导意见。

秦元梅

2016 年 4 月

目 录

第一章 内科常用中医护理技术操作规程及评分标准

第一节 通阴三阳灸

一、概念

通阴三阳灸是指将特定中药粉、姜泥、艾绒依次叠加铺于腹部，以任脉神阙穴为中心进行灸治，发挥药物、生姜、艾绒及经络、腧穴位五位一体协同作用，以达到温通经络、活血化瘀、通调脏腑的一种灸法。

二、适应证

胃痞、胃痛、腹胀、泄泻等。

三、禁忌证

1. 腹部皮肤破损及感染者。
2. 体质极度虚弱者、精神疾病患者。
3. 一切不明原因的急腹症。
4. 急性腹膜炎。
5. 肝脾肿大引起的脐静脉曲张。
6. 腹腔内部肿瘤并广泛转移。

四、评估和观察要点

1. 诊断、临床表现、证型。
2. 腹部皮肤完整性。
3. 患者对艾绒气味的接受程度。
4. 患者对热、痛的耐受程度。
5. 患者年龄、心理状况。

五、操作要点

1. 以神阙穴为中心进行灸治。
2. 施灸过程中勤巡视、勤观察，定期询问患者，防止烫伤。
3. 施灸后，观察局部皮肤情况。

六、指导要点

1. 施灸期间，患者不要剧烈活动双下肢，避免烫伤。
2. 施灸过程中可出现较浓的艾绒气味。

七、注意事项

1. 注意室内温度的调节，保持室内空气流通。
2. 患者取合适体位，充分暴露施灸部位，注意保暖及保护隐私。
3. 操作过程中应有专人负责，密切观察患者有无不适，注意安全。
4. 治疗结束后嘱咐患者缓慢坐起，出汗者可饮用适量温开水，休息 10～15 min 后方可离开，并嘱咐患者避风保暖。
5. 操作完毕后，记录患者施灸部位、施灸处皮肤及患者感受等情况。

通阴三阳灸操作规程及评分标准

项目		评分标准及细则	分值	扣分及原因	得分
准备质量 15分	护士	仪表大方、举止端庄、态度和蔼；衣帽整齐、洗手、戴口罩	5		
	评估	遵照医嘱要求，对患者进行评估，内容包括：临床表现、既往史、证型、施灸部位的皮肤情况、患者心理状况等	5		
	物品	中医护理盘（通阴三阳灸盘）、姜泥、特定中药粉、艾绒、桑皮纸、打火机、75%酒精棉球、持物钳、盛水器皿、纱布、手消毒液、无菌棉签。必要时备屏风	5		
操作质量 70分	患者	核对患者身份信息，解释，取得患者理解与配合	5		
	定位	再次核对患者身份信息；确定施灸部位、腧穴位置，注意保暖	5		
	手法	撒特定中药粉、覆盖桑皮纸	15		
		均匀放置姜泥，然后放艾绒，点燃艾绒，换艾绒，连续灸完3次	20		
		观察局部皮肤及询问患者温度是否合适	5		

项目		评分标准及细则	分值	扣分及原因	得分
操作质量70分	观察	观察施灸温度及病情变化，询问患者有无不适	5		
	灸毕	灸后彻底熄灭艾绒，清洁局部皮肤	5		
	整理记录	合理安排患者体位，整理床单位；告知患者注意事项	5		
		整理，洗手；记录，签名	5		
终末质量15分	评价	患者皮肤清洁情况、温度及患者感觉、患者无特殊不适感受。全程体现人文关怀	5		
		记录内容完整	5		
	技能熟练	运用通阴三阳灸方法正确，操作熟练、轻巧	5		

第二节　荷叶中药封包疗法

一、概念

荷叶中药封包疗法是依据患者疾病和证型调配的中药研粉，使用赋形剂调成糊状后，敷于患处的一种操作方法，具有活血化瘀、软坚散结、祛湿利水、消炎止痛的作用。

二、适应证

肝积、肝着、肝癖、肝癌、腹痛、胃痛、胰腺炎、腹水等。

三、禁忌证

有药物过敏史及封包部位皮肤破溃者慎用。

四、评估和观察要点

1. 临床表现、既往史及过敏史。
2. 封包部位的皮肤完整性。
3. 病室温度适宜，保护隐私。
4. 患者心理状况。

五、操作要点

1. 药物温度以 38～41 ℃为宜。患者取合适体位，暴露封包部位，注意保暖。

2. 封包过程中，观察患者有无不适。如有不适，应及时报告医生，遵医嘱处理。

3. 多头腹带固定，松紧度适宜。

4. 撤包后，观察敷药局部皮肤情况。

六、指导要点

1. 封包期间患者不要剧烈活动，避免药物脱落，影响疗效。

2. 治疗期间有污染衣物的可能。

七、注意事项

1. 操作环境温度适宜，保护隐私。

2. 药物温度及黏稠度适宜。

3. 药物厚度以 3～5 mm 为宜。

4. 取新鲜荷叶热处理后，保鲜保存，使用时根据敷药面积，修剪成合适的大小备用。

5. 封包治疗时间：夏季 4～6 h，冬季 6～8 h。

6. 封包后如皮肤出现皮疹、瘙痒等过敏现象，停止用药，报告医生，遵医嘱处理。

荷叶中药封包疗法操作规程及评分标准

项目		评分标准及细则	分值	扣分及原因	得分
准备质量15分	护士	仪表大方、举止端庄、态度和蔼；衣帽整齐、洗手、戴口罩	5		
	评估	遵照医嘱要求，对患者进行评估，内容包括：临床表现、既往史、药物过敏史、封包部位的皮肤情况、心理状况等	5		
	物品	中医护理盘（荷叶中药封包盘）、中药、弯盘、一次性压舌板、镊子、温水棉球、纱布、保鲜荷叶、多头腹带、一次性治疗巾等	5		
操作质量70分	患者	核对患者身份信息，解释，取得患者理解与配合	5		
		体位舒适合理，暴露封包部位；注意保暖，保护隐私	5		
	定位	再次核对患者身份信息；确定封包部位	5		

项目		评分标准及细则	分值	扣分及原因	得分
操作质量70分	手法	用温水棉球清洁皮肤，用纱布拭干	2		
		封包方法，运用正确	15		
		使用压舌板把药物涂抹均匀，温度、厚薄适宜	15		
		取大小合适的保鲜荷叶，外覆封包药物	5		
		用一次性治疗巾包裹荷叶	2		
		多头腹带固定松紧度适宜	5		
	观察	观察病情变化，询问患者有无不适	5		
	封毕	封包完毕，协助患者穿衣，取舒适体位	2		
	整理记录	整理床单位，合理安排患者体位；告知其注意事项	2		
		整理用物，洗手；记录，签名	2		
终末质量15分	评价	患者皮肤清洁状况良好、对药温感觉舒适、无特殊不适感受。全程体现人文关怀	5		
		记录内容完整	5		
	技能熟练	封包方法、部位正确，操作熟练，未出现药物等污染衣物	5		

第三节　脐火疗法

一、概念

脐火疗法是脐疗和火疗相结合的一种方法。将药物做成圆饼形置于脐部神阙穴，再把蜡筒插入药饼上，点燃蜡筒使其燃烧，通过"脐""火""药""蜡"四者协同作用，从而达到行气活血、祛湿退黄、健运脾胃等目的。

二、适应证

黄疸（阴黄）、腹水、胃痛、泄泻等。

三、禁忌证

1. 黄疸阳黄证者、高热者、糖尿病患者禁用。
2. 脐周皮肤破损、坏死者。

四、评估和观察要点

1. 诊断、临床表现、证型。

2. 患者治疗部位的皮肤完整性。

3. 患者对热的耐受程度。

4. 患者年龄、心理状况。

五、操作要点

1. 定位准确、温度适宜。

2. 治疗过程中询问患者温度是否合适，防止烫伤。

3. 治疗后，观察局部皮肤情况。

六、指导要点

1. 治疗前排空大小便。

2. 治疗期间不要剧烈活动胸腹部，避免蜡筒倾斜，烫伤患者。

3. 治疗过程中注意保暖。

七、注意事项

1. 治疗前询问患者病史，有无皮肤过敏。

2. 调和药饼及治疗过程中严格掌握温度，防止烫伤皮肤。

3. 整个操作过程由专人负责，防止燃烧的蜡筒倾斜导致患者烧伤或引燃被褥。

4. 治疗过程中应注意避风保暖，保护患者隐私。

5. 久病体弱、老年患者及皮肤不敏感患者，治疗时间不宜过长，热度应适宜，防止烫伤患者。

6. 治疗过程中应仔细观察患者，如出现不良反应，如疼痛、恶心等，应立即停止治疗，对症处理。

脐火疗法操作规程及评分标准

项目		评分标准及细则	分值	扣分及原因	得分
准备质量15分	护士	仪表大方、举止端庄、态度和蔼；衣帽整齐、洗手、戴口罩	5		
	评估	遵照医嘱要求，对患者进行评估，内容包括：临床表现、既往史、药物过敏史、操作部位的皮肤情况、心理状况等	5		

项目		评分标准及细则	分值	扣分及原因	得分
准备质量15分	物品	中医护理盘（脐火疗法盘）、蜡筒、带孔圆木板、蜡线、酒精灯、洞巾、引经药、75％酒精、无菌棉签、镊子、敷贴、打火机等物品；调好药饼；必要时备浴巾，屏风	5		
操作质量70分	患者	核对患者身份信息，解释，取得患者理解与配合	5		
		体位舒适合理，暴露治疗部位，注意保暖，保护隐私	5		
	定位	遵医嘱确定操作部位	5		
	手法	用棉签蘸取75％酒精，对脐及脐周10 cm皮肤进行清洁，铺洞巾。用棉签蘸取引经药，均匀涂抹于脐及脐周5 cm的皮肤上	10		
		将药饼放置患者脐部，上置带孔圆木板，孔心正对脐心，孔心上置蜡筒，使蜡筒直接接触药饼	10		
		用蜡线从上端点燃蜡筒，使其燃烧，燃尽后用镊子取下灰烬，换第2根，7根为1次量，温度以患者能够承受为度	10		
		治疗完毕后取下圆木板，用敷贴将药饼贴敷于肚脐上，取下洞巾，药饼热15 min	5		
	观察	观察局部皮肤及病情，询问患者有无不适	5		
	操作完毕	取下药饼，用清洁棉球蘸取温开水擦拭肚脐及周围皮肤，嘱患者穿好衣服	5		
	整理	整理床单位，合理安排患者体位；告知其注意事项	5		
	记录	整理用物，洗手；记录，签名	5		
终末质量15分	评价	患者皮肤清洁情况、温度及患者感觉、无特殊不适感受。全程体现人文关怀	5		
		记录内容完整	5		
	技能熟练	操作方法、部位正确，操作熟练、轻巧	5		

第四节　脐灸法

一、概念

脐灸法是指在肚脐（神阙穴）上隔药灸，利用肚脐皮肤薄、敏感度高、吸收快的特点和通五脏六腑、联络全身经脉的功能，发挥中药、艾灸、药物的三重作用来治疗疾病的一种操作方法。

二、适应证

1. 胃痛、痞满、泄泻、痢疾、纳呆等病症。

2. 遗精、滑精、阳痿、早泄及妇女月经不调、痛经、崩漏、带下、滑胎、不孕等疾患。

3. 小便不通、腹水、水肿、黄疸等病症。

4. 自汗、盗汗、惊悸、失眠等病症。

5. 痹症以及诸痛症。

6. 虚劳诸疾以及预防保健。

三、禁忌证

1. 皮肤破溃者禁用。

2. 药物过敏者禁用。

3. 女性妊娠期禁用。

4. 有艾灸过敏史者禁用。

四、评估和观察要点

1. 临床表现、既往史及过敏史。

2. 施灸部位的皮肤情况。

3. 患者年龄，对疼痛、热度、卧位的耐受程度及心理状况。

五、操作要点

1. 协助患者取仰卧位，充分暴露施灸部位。

2. 放置面圈，取自制脐灸粉适量（8～10 g）填满脐孔。

3. 放艾炷：直径约 2 cm，高约 2 cm。

4. 点燃艾炷，共燃三壮。

5. 灸后用穴位贴固封脐中药粉，24 h 后自行揭下，清洁脐部及周围皮肤。

六、指导要点

1. 施灸过程中避免身体移动并及时观察，以免烫伤。

2. 施灸过程中脐部会产生温热的感觉，属正常现象，如有烧灼、热烫的感觉，不能耐受时，应立即停止治疗。

3. 艾绒点燃后可出现较淡的中药燃烧气味。

七、注意事项

1. 注意室内温度的调节，保持室内空气流通。

2. 暴露施灸部位，注意保暖、保护隐私。

3. 施灸后局部皮肤出现微红、灼热，属于正常现象。如灸后出现小水疱，无须处理，可自行吸收。如水疱较大，可消毒局部皮肤后，用无菌注射器抽出液体，覆盖无菌纱布，保持干燥，防止感染。

4. 灸后忌辛辣、刺激、油腻、寒凉之物，宜多饮水。

5. 施灸后 24 h 不宜洗澡。

6. 操作完毕后，记录患者施灸的方式、部位、施灸处皮肤情况及患者感受等。

脐灸法操作规程及评分标准

项目		评分标准及细则	分值	扣分及原因	得分
准备质量15分	护士	仪表大方、举止端庄、态度和蔼；衣帽整齐、洗手、戴口罩	5		
	评估	遵医嘱要求，对患者进行评估，内容包括：临床表现、既往史、过敏史、对疼痛、热度、卧位的耐受程度、施灸部位的皮肤情况、心理状况等	5		
	物品	中医护理盘（脐灸盘）、弯盘、艾绒、脐灸粉、面团、孔巾、穴位贴、棉球、打火机、医嘱卡	5		
操作质量70分	患者	核对患者身份信息，解释，取得患者理解与配合	5		
		协助患者取仰卧位，暴露施灸部位；注意保暖，保护隐私	5		
	定位	再次核对；确定施灸部位	5		
	流程手法	放置面团于脐周，遵医嘱选定脐灸粉填满脐孔，覆盖孔巾，放置艾炷点燃，红外线灯照射	15		

续表

项目		评分标准及细则	分值	扣分及原因	得分
操作质量70分	流程手法	艾炷大小合适	5		
		点燃艾炷，燃三壮，每 20 min 一壮，及时更换	10		
		灸至皮肤微红，施灸时间合理	5		
	观察	观察施灸部位皮肤，询问患者有无不适。防止艾灰脱落，以免灼伤	5		
	灸毕	灸后艾绒彻底熄灭，撤灯，撤面团，脐内填充棉球，并固定	5		
	整理记录	整理床单位，合理安排患者体位；告知其注意事项	5		
		整理用物，洗手；记录，签名	5		
终末质量15分	评价	患者皮肤情况良好，无灼、烫伤，无特殊不适感受，全程体现人文关怀	5		
		记录内容完整	5		
	技能熟练	施灸方法正确；操作熟练、轻巧	5		
关键缺陷		出现烫伤、烧伤扣 20 分			

第五节　中药保留灌肠疗法

一、概念

中药保留灌肠疗法是将中药药液从肛门灌入直肠至结肠，使药液保留在肠道内，通过肠黏膜对药物的吸收达到治疗疾病的一种局部治疗方法。

二、适应证

肝着、肝积、肝厥、腹痛、肠癖、泄泻、便秘、肠易激综合征。

三、禁忌证

1. 肛门、直肠和结肠等手术后患者。
2. 肠伤寒、严重心脑疾病患者。

四、评估和观察要点

1. 临床表现、既往史及过敏史。
2. 肛周皮肤情况。
3. 病室温度适宜，保护隐私。
4. 患者心理状况。

五、操作要点

1. 取合适体位，暴露灌肠部位，注意保暖及保护隐私。
2. 灌肠药物温度以 39～41 ℃为宜，液面距肛门 40～60 cm，插入深度 20～30 cm。
3. 灌肠过程中，观察患者有无不适，如有不适，应报告医生，遵医嘱处理。
4. 灌肠完毕，观察并记录患者排便情况。

六、指导要点

告知患者灌肠后取侧卧位或膝胸卧位，利于药物的保留。

七、注意事项

1. 灌肠前，先了解病变部位，以便掌握灌肠时的卧位和导管插入的深度，并嘱患者排尽小便，告知操作中的注意事项，取得患者配合。
2. 导管插入肛门时不可用力过猛，以免损伤肠道黏膜，如插入受阻时，嘱患者张口呼吸，调整肛管位置。
3. 灌肠后需观察大便次数、颜色、性质，如有特殊臭气或夹有脓液、血液等，应留取标本送检。
4. 肠癖患者选择晚间睡前灌入为宜。
5. 儿童及肛门松弛者，操作时应将便盆置于臀下，以免大便溢出污染衣物。

中药保留灌肠疗法操作规程及评分标准

项目		评分标准及细则	分值	扣分及原因	得分
准备质量15分	护士	仪表大方、举止端庄、态度和蔼；衣帽整齐、洗手、戴口罩	5		
	评估	遵照医嘱要求，对患者进行评估，内容包括：临床表现、既往史、药物过敏史、肛周部位的皮肤情况、心理状况等	5		
	物品	中医护理盘（中药保留灌肠盘）、中药灌肠液（遵医嘱选择）、灌肠器（输液器、一次性导尿管）、水温计、一次性治疗巾、石蜡油纱布、弯盘、一次性 PE 手套等	5		

续表

项目		评分标准及细则	分值	扣分及原因	得分
操作质量70分	患者	核对患者身份信息，解释，取得患者理解与配合	5		
		体位舒适合理，取左侧屈膝卧位；暴露肛门部位，查看肛周皮肤情况；注意保暖，保护隐私	5		
	手法	遵医嘱用药，药液量适宜，一般不超过 200 mL	5		
		药液温度适宜，39～41 ℃	10		
		再次核对患者身份信息；确定灌肠部位	5		
		灌肠方法，运用正确；液面距肛门 40～60 cm，灌肠管插入深度为 20～30 cm	15		
		药液未沾湿患者衣裤、被单；灌肠时间适宜	5		
	观察	观察病情变化，询问患者有无不适	5		
	灌毕	清洁肛门皮肤，擦干，协助穿衣	5		
	整理记录	合理安排患者体位，整理床单位；告知其注意事项，嘱其灌肠后尽量保留 30 min	5		
		整理用物，洗手；记录，签名	5		
终末质量15分	评价	灌肠插入深度准确、肛门清洁情况良好、患者无特殊不适感受；全程体现人文关怀	5		
		记录内容完整	5		
	技能熟练	灌肠方法正确，操作熟练、动作轻巧	5		

第六节　中药足浴疗法

一、概念

中药足浴疗法是以中医脏腑经络理论为基础，辨证论治为原则，选择一种或多种中草药组成适合病证的方剂，煎汤取汁浸泡双足及膝关节以下部位，通过药液的温热作用对双足经络穴位进行良性刺激，从而达到改善体质、调理身体、治疗疾病的一种技术操作。

二、适应证

头晕、头痛、失眠、耳鸣、神经衰弱、高血压、冠心病、卒中后遗症、脑萎缩、老年痴呆等。

三、禁忌证

1. 妊娠及月经期的妇女，精神紧张、身体过度疲劳的患者。
2. 患有各种严重出血疾病的患者，如吐血、便血、脑出血、胃出血等。
3. 各种危重患者，如肾衰竭、心力衰竭、心肌梗死、肝坏死等。
4. 皮肤病患者慎用。

四、评估和观察要点

1. 临床表现、既往史及过敏史。
2. 治疗部位的皮肤情况。
3. 对温度、疼痛的耐受程度。
4. 患者年龄、心理状况。

五、操作要点

1. 关闭门窗，暴露治疗部位，观察局部皮肤情况，注意保暖。
2. 在操作过程中，注意观察局部皮肤情况，询问患者有无不适。

六、指导要点

1. 操作前：足浴时会感觉发热等感觉。
2. 操作中：若出现头晕、目眩、皮肤瘙痒等不适，及时停止操作，遵医嘱处理。
3. 操作后：若出现皮肤红肿、瘙痒、水疱等现象，及时告知医务人员。

七、注意事项

1. 进行中药足浴时注意温度适中（最佳温度为 40～45 ℃），最好能让水温逐步变热，让足部慢慢适应。
2. 中药足浴的时间以 30～40 min 为宜，饭前、饭后 30 min 内不宜进行足浴。
3. 中药足浴所用外治药物，剂量较大，有些药物还有毒性，故一般不宜入口。同时，足浴完毕后，应洗净患处，拭干。
4. 有出血等症状患者，不宜足浴。有心脏病及身体虚弱者，足部按摩时间不宜过长，一般不超过 10 min。

中药足浴疗法操作规程及评分标准

项目		评分标准及细则	分值	扣分及原因	得分
准备质量15分	护士	仪表大方、举止端庄、态度和蔼；衣帽整齐、洗手、戴口罩	5		
	评估	遵照医嘱要求，对患者评估正确、全面	5		
	物品	治疗车，足浴盆，中药（煎好），适量温水，电源，毛巾等	5		
操作质量70分	患者	核对患者身份信息，解释，取得患者的理解与配合	5		
		取端坐位或半坐位，注意保暖	5		
	加药调节温度时间	再次核对，将中药倒入足浴盆内，加温水到水位线（冬季可直接加入 38 ℃ 左右的温水）	10		
		打开电源开关，按冲浪加热键加热，按温度键设定温度（40～45 ℃）	10		
		当温度达到所需温度时，协助患者将双足放到足浴盆内，将足浴时间设定为 30 min，打开震动红外线键和气波臭氧键	15		
		当听到"滴滴滴"声音时，说明足浴时间已到，机器自动关闭	5		
	观察	随时观察病情变化，发现异常，应立即停止，报告医生，配合处理	10		
	整理记录	整理床单位，合理安排患者体位，告知其注意事项	5		
		整理用物，洗手；记录，签名	5		
终末质量15分	评价	全程体现人文关怀	5		
		记录内容完整	5		
	技术熟练	方法正确，操作熟练，动作轻巧	5		

第七节　中药涂擦疗法

一、概念

中药涂擦疗法是采用特制中药对病变局部进行涂擦按摩，达到祛风除湿、清热解毒、活血化瘀、消肿止痛目的的一种操作方法。

二、适应证

1. 中风肩手综合征。
2. 中风偏瘫肢体肿胀、疼痛。

三、禁忌证

1. 有皮疹、开放性伤口及感染性病灶者。
2. 年龄过大或体质虚弱不能耐受者。
3. 对酒精及中药液中任一药物过敏者。

四、评估和观察要点

1. 临床表现、既往史及过敏史。
2. 治疗部位的皮肤情况。
3. 对疼痛的耐受程度。
4. 患者年龄、心理状况。

五、操作要点

1. 关闭门窗，暴露治疗部位，观察局部皮肤情况，注意保暖。
2. 在涂擦过程中，注意观察局部皮肤情况，询问患者有无不适。

六、指导要点

1. 操作前：涂擦部位的皮肤略有凉意。
2. 操作中：若出现皮肤瘙痒或不适，及时停止操作，遵医嘱处理。
3. 操作后：若出现皮肤红肿、瘙痒、水疱等现象，及时告知医务人员。

七、注意事项

1. 涂药前需清洁皮肤。

2. 皮肤破溃、糜烂者遵医嘱使用。

3. 涂药后观察皮肤，如有奇痒、丘疹等过敏现象时，停止用药，清洗药物，遵医嘱给予抗过敏药物。

中药涂擦疗法操作规程及评分标准

项目		评分标准及细则	分值	扣分及原因	得分
准备质量 15分	护士	仪表大方、举止端庄、态度和蔼；衣帽整齐、洗手、戴口罩	5		
	评估	遵照医嘱要求，对患者进行评估，内容包括：临床表现、既往史、过敏史、治疗部位的皮肤情况	5		
	物品	中医护理盘（中药涂擦盘）、治疗碗、弯盘、遵医嘱配制的中药、纱布、棉签、持物钳、生理盐水、治疗巾、一次性 PE 手套等	5		
操作质量 70分	患者	核对患者身份信息，解释，取得患者的理解与配合	5		
		体位舒适合理，暴露治疗部位，注意保暖，保护隐私	5		
	定位	再次核对涂药部位	5		
	涂药	铺治疗巾，清洁皮肤	5		
		取适量药液倒入治疗碗中，将纱布浸泡至药液中	5		
		使用浸泡后的纱布在患处皮肤反复涂擦10～15次	15		
		观察患处皮肤情况，询问患者有无不适	5		
		将纱布覆于患处，给予局部按摩	5		
		观察局部皮肤情况及纱布的湿度，并淋药于纱布上	5		
		用治疗巾覆盖，保留 30 min	5		
	整理 记录	整理床单位，合理安排患者体位，告知其注意事项	5		
		整理，洗手；记录，签名	5		
终末质量 15分	评价	患者体位合理，患者皮肤情况良好，无特殊不良感受；全程体现人文关怀	5		
		记录内容完整	5		
	技能熟练	纱布湿度适宜，操作熟练，用力均匀	5		

第八节　刮痧法

一、概念

刮痧法是应用边缘钝滑的器具，如牛角刮板、瓷匙等物，蘸上刮痧油、水或润滑剂等介质，在患者体表一定部位反复刮动，使局部出现痧斑，从而达到疏通腠理、逐邪外出目的的一种技术操作。

二、适应证

本法临床应用范围较广，适用于呼吸系统、消化系统等疾病，如痧证、中暑、伤暑、温湿初起、感冒、发热、咳嗽、咽喉肿痛、呕吐、腹痛、疳积、伤食、头痛、头昏、小腿痉挛、汗出不畅、风湿痹痛等。

三、禁忌证

体形过于消瘦、有出血倾向、皮肤病变处、妊娠期、饱食后、饥饿时等禁用此法。

四、评估和观察要点

1. 主要临床表现、既往史及过敏史。
2. 刮痧部位的皮肤情况。
3. 对疼痛的耐受程度。
4. 患者年龄、体质及心理状况。

五、操作要点

1. 关闭门窗（必要时关闭空调及风扇），协助患者取舒适体位。暴露刮痧部位，检查局部皮肤情况，注意保暖。
2. 蘸湿刮具在选定部位从上至下、朝单一方向刮擦。
3. 刮擦过程中观察患者局部皮肤情况，以皮肤发红或出现痧点为宜。询问患者有无不适。

六、指导要点

1. 操作前：告知患者局部发红或出现暗红色痧瘢及感觉酸、麻、胀、痛、灼热，为正常现象。

2. 操作中：若操作中患者出现不适应，及时停止操作，遵医嘱处理。

3. 操作后：请患者在房间内休息 15 min 左右，饮一杯温开水，无不适后方可离开；若出现痧瘢属正常现象，一般 5～7 d 可自行消失；下次刮痧务必在痧瘢完全消退后进行。

七、注意事项

1. 室内空气要流通，但应注意保暖，勿使患者感受风寒。

2. 患者体位根据病情而定，一般有仰卧、俯卧、仰靠、俯靠等，以患者舒适为度。

3. 凡刮治部位的皮肤有溃烂、损伤、炎症时均不宜采用此法。

4. 掌握好刮痧手法的轻重，由上至下顺刮，并时时蘸植物油或清水保持肌肤润滑，不能干刮，以免刮伤皮肤。

5. 刮痧时应注意患者病情变化，如病情不减，反而感觉更加不适者，应立即停止，并告知医生。

6. 刮完后，应擦净油渍或水渍，让患者休息片刻，保持情绪平静。并嘱忌食生冷、油腻、刺激食品。

刮痧操作规程及评分标准

项目		评分标准及细则	分值	扣分及原因	得分
准备质量15分	护士	仪表大方、举止端庄、态度和蔼；衣帽整齐、洗手、戴口罩	2		
	评估	主要临床表现、既往史、过敏史、刮痧部位的皮肤情况、对疼痛的耐受程度、心理状况，解释并取得患者配合，关闭门窗（必要时关闭风扇或空调）	5		
	物品	中医护理盘（刮痧盘）、弯盘、刮具、纱布、治疗碗（内盛少量清水、油剂或药液）。必要时备浴巾、屏风等	8		
操作质量70分	患者	核对患者的身份信息，取合适体位，松解衣被，暴露刮痧部位，注意保暖，保护隐私	10		
	定位	遵医嘱确定刮痧部位，定位准确	10		
	刮治	检查刮具边缘有无缺损，蘸湿刮具将刮痧部位涂抹均匀，在选定部位从上至下、从左到右、单一方向、刮擦禁用暴力	20		
		如皮肤干涩，随时蘸湿再刮，直至皮肤发红或红紫色痧点出现，刮治时间合理	10		

项目		评分标准及细则	分值	扣分及原因	得分
操作质量70分	观察	随时观察病情变化，发现异常，应立即停刮，报告医生，配合处理	10		
	刮毕	清洁局部皮肤，保暖	5		
	整理	协助患者整理衣着，安排舒适卧位，整理床单位，清理用物，洗手，向患者交代注意事项	5		
终末质量15分	评价	体位舒适合理，患者皮肤情况及感受，目标实现程度，体现人文关怀	5		
	记录	详细记录治疗后的客观情况，并签名	5		
	技能熟练	运用刮法正确，操作熟练，用力均匀、适宜	5		
关键缺陷		刮破皮肤扣 10～20 分			

第九节　中药开窍利咽棒咽部冷刺激疗法

一、概念

中药开窍利咽棒咽部冷刺激疗法是通过开窍利咽棒中的中药具有芳香开窍、通络利咽之功效，以及冰棒对中枢神经的刺激，促进吞咽反射弧功能的恢复与重建，有效改善患者的吞咽功能。

二、适应证

1. 真性球麻痹。
2. 假性球麻痹。

三、禁忌证

1. 昏迷患者、脉搏低于 60 次/min。
2. 咽腔脓肿及口腔溃疡患者。
3. 对中药利咽棒中任一成分过敏的患者。

四、评估和观察要点

1. 临床表现、既往史及过敏史。

2. 口腔黏膜情况。

3. 患者吞咽功能情况。

4. 患者年龄、体质及心理状况。

五、操作要点

1. 协助患者取坐位，检查患者口腔黏膜情况，评估吞咽功能。

2. 选定操作部位准确，选定部位按顺序单一方向刺激，禁用暴力。

3. 若患者出现恶心、呕吐、呛咳等不适，暂停治疗，休息片刻后，再行治疗。

六、指导要点

1. 操作前：告知患者操作中会引起恶心、呕吐、呛咳等不适。

2. 操作中：出现恶心、呕吐、呛咳等难以忍受情况，及时告知操作者。

3. 操作后：嘱患者休息，暂不进食。

七、注意事项

1. 操作前检查冰棒是否光滑，以防划伤。

2. 操作时随时观察病情，发现异常立即停止，使患者取平卧位，报告医生，配合处理。

中药开窍利咽棒咽部冷刺激疗法操作规程及评分标准

项目		评分标准及细则	分值	扣分及原因	得分
准备质量15分	护士	仪表大方、举止端庄、态度和蔼；衣帽整齐、洗手、戴口罩	5		
	评估	遵照医嘱要求，对患者进行评估，内容包括：临床表现、既往史、过敏史、口腔黏膜情况、患者吞咽功能、心理情况	5		
	物品	中医护理盘（中药开窍利咽棒咽部冷刺激疗法盘）、中药冰棒、弯盘、小毛巾、压舌板、治疗巾、盛温开水的杯子	5		
操作质量70分	患者	核对患者身份信息，解释，取得患者理解与配合	5		
		体位舒适合理，暴露治疗部位，注意保暖，保护隐私，垫治疗巾	5		

项目		评分标准及细则	分值	扣分及原因	得分
操作质量70分	冷刺激	再次核对，检查冰棒边缘有无棱角	5		
		确定冷刺激部位：软腭、腭弓、舌根及咽后壁；在选定部位按顺序朝单一方向刺激	10		
		嘱患者配合做吞咽动作，及时擦拭患者口角处唾液	15		
		根据患者的情况，选取3～5根冰棒反复进行冷刺激	15		
	观察	随时观察病情变化，发现异常，应立即停止，报告医生，配合处理	5		
	整理记录	整理床单位，合理安排患者体位，告知其注意事项	5		
		整理，洗手；记录，签名	5		
终末质量15分	评价	全程体现人文关怀	5		
		记录内容完整	5		
	技能熟练	部位、方法正确，操作熟练，动作轻巧	5		

第十节　砭石足部反射疗法

一、概念

砭石足部反射疗法采用砭石作为工具，运用多种按摩手法对足部反射区进行按摩刺激，从而调整脏腑虚实，疏通经络气血，以达到预防或诊治疾病为目的的一种操作方法。

二、适应证

适应于一些功能性疾病和慢性病的治疗及预防：如中风后失眠、便秘、眩晕症、神经性头痛、神经衰弱、高血压、老年痴呆等。

三、禁忌证

1. 各种出血性疾病及有出血倾向者。
2. 急危重患者：急性心肌梗死、脑血管疾病急性期、严重的心肝肾疾病者。

3. 妊娠期、妇女月经期经量多者。

4. 足部皮肤溃破、创伤、骨折者。

5. 各种传染病急性期。

四、评估和观察要点

1. 临床表现、既往史及过敏史。

2. 治疗部位的皮肤情况。

3. 对疼痛的耐受程度。

4. 患者年龄、体质及心理状况。

五、操作要点

1. 暴露治疗部位，检查局部皮肤情况，注意保暖。

2. 使用砭石按摩左、右足时，严格按要求顺序进行。

3. 按摩过程中，随时观察病情变化，发现异常应立即停止，报告医生，配合处理。

六、指导要点

1. 操作前：按摩部位的皮肤有疼痛的感觉。

2. 操作中：出现头晕、恶心、四肢无力等情况，应及时告知医生。

3. 做足部按摩时或按摩前后，需饮温开水 300～500 mL（肾病患者饮水不超过 150 mL）。

4. 操作后：注意双足保暖。

七、注意事项

1. 按摩前先检查心脏反射区，以确定对患者用力强度的标准。

2. 按摩前热水浸泡双足 20 min。

3. 饭后 1 h 内和饭前 30 min 不宜按摩，易导致疲劳。

4. 做足部按摩时或按摩前后，需饮温开水 300～500 mL（肾病患者饮水不超过150 mL），以便利于毒素的排出。

5. 按摩后注意双足保暖，勿用冷水。

砭石足部反射疗法操作规程及评分标准

项目		评分标准及细则	分值	扣分及原因	得分
准备质量15分	护士	仪表大方、举止端庄、态度和蔼；衣帽整齐、洗手、戴口罩	5		
	评估	遵照医嘱要求，对患者进行评估，内容包括：临床表现、既往史、过敏史、足部的皮肤情况、对疼痛的耐受程度、心理状况	5		
	物品	中医护理盘（砭石足部反射疗法盘）、砭石、足浴盆、一次性足浴盆套袋、温水、水温计、特制中药液、一次性裹脚巾、一次性床单、按摩油等	5		
操作质量70分	患者	核对患者身份信息，解释，取得患者理解与配合	5		
		体位舒适合理，暴露治疗部位，注意保暖，保护隐私	5		
	泡足	再次核对，将特制中药液放入盛放温水的足浴盆内，测量水温（温度以 38～43 ℃为宜），水量以高过患者脚踝 10 cm 为宜，浸泡 20 min	5		
	铺单	铺一次性床单于足疗床上	5		
	体位	擦拭患者双脚，协助其平躺在足疗床上。检查砭石边缘是否光滑	5		
	按摩左脚	包好右脚，取适量按摩油涂于左足，按摩左足，嘱患者全身放松	5		
		使用砭石按摩左足基础反射区（肾、输尿管、膀胱）、左足底、左足内侧、左足外侧、左足背	5		
		按摩基础反射区	5		
	按摩右脚	包好左脚。取适量按摩油涂于右足，按摩右足，嘱患者全身放松	5		
		使用砭石按摩右足基础反射区（肾、输尿管、膀胱）、右足底、右足内侧、右足外侧、右足背	5		
		按摩基础反射区	5		
	观察	随时观察病情变化，发现异常，应立即停止，报告医生，配合处理	5		
	整理	合理安排患者体位，整理床单位，告知其注意事项	5		
	记录	整理用物，洗手；记录，签名	5		

续表

项目		评分标准及细则	分值	扣分及原因	得分
终末质量15分	评价	患者体位合理，皮肤情况良好，无特殊不适感受；全程体现人文关怀	5		
		记录内容完整	5		
	技术熟练	手法、取穴、按摩顺序符合要求，操作熟练，用力均匀、适宜	5		

第十一节　中药电脉冲离子导入法

一、概念

中药电脉冲离子导入法是指在阴极板、电极夹之间输出一个稳定的电流直流电场，使所需导入的药物在电场下，利用同性相斥原理将药物离子不经血液循环而直接透入组织内部，保持较高的浓度和较久的时间，以达到促进炎症吸收目的的一种操作方法。

二、适应证

1. 肺部炎症。
2. 气管炎。

三、禁忌证

1. 皮肤破溃者。
2. 对药物过敏者。

四、评估和观察要点

1. 临床表现、既往史及过敏史。
2. 实施导入处的皮肤情况。
3. 患者年龄、心理状况。

五、操作要点

1. 协助患者取舒适体位，暴露离子导入部位。
2. 在既定部位进行导入，询问患者有无特殊不适。

3. 常规操作 20 min。

六、指导要点

1. 在操作过程中，可能会出现电流不稳定的情况，注意询问患者有无不适。
2. 操作过程中注意保暖，保护隐私。
3. 操作后，嘱患者多饮水。

七、注意事项

1. 药物不可过热，以患者耐受为宜。
2. 电流强度不宜过大，应由小逐渐增大，以患者耐受为宜。

中药电脉冲离子导入法操作规程及评分标准

项目		评分标准及细则	分值	扣分及原因	得分
准备质量15分	护士	仪表大方、举止端庄、态度和蔼；衣帽整齐、洗手、戴口罩	5		
	评估	遵照医嘱要求，对患者进行评估，内容包括：临床表现、既往史及过敏史、实施导入处的皮肤情况、年龄、心理状况	5		
	物品	中医护理盘（中药电脉冲离子导入盘）、治疗仪、药液及容器、棉垫、绷带、治疗巾	5		
操作质量70分	患者	核对患者身份信息，解释，取得患者理解与支持	5		
		体位舒适合理，暴露治疗部位，注意保暖，保护隐私	5		
	定位	再次核对治疗部位	5		
	敷药	药液温度适宜，部位正确	10		
		调整治疗仪强度，随时询问患者的耐受程度，逐步调高至患者舒适强度	15		
		遵医嘱调节治疗时间	5		
		强度大小合适	5		
	观察	观察局部皮肤反应，询问患者感受	5		
		及时调整治疗仪强度，保证患者舒适	5		
	整理记录	合理安排患者体位，整理床单位	5		
		整理用物，洗手；记录，签名	5		

项目		评分标准及细则	分值	扣分及原因	得分
终末质量15分	评价	患者皮肤情况良好、无特殊不适感受；全程体现人文关怀	5		
		记录内容完整	5		
	技能熟练	治疗部位、方法准确，操作熟练，动作轻柔	5		

第十二节　拔罐法（平衡火罐、药物罐）

一、概念

拔罐法（平衡火罐）是以罐为工具，利用燃烧热力，排出罐内空气形成负压，使罐吸附在皮肤穴位上，造成局部瘀血现象，达到温经通络、祛风散寒、消肿止痛、吸毒排脓为目的的一种操作方法。

二、适应证

1. 风寒湿痹而致的腰背酸痛。
2. 虚寒性咳嗽。

三、禁忌证

1. 高热抽搐及凝血机制障碍者不宜拔罐。
2. 皮肤溃疡、水肿及大血管处不宜拔罐。
3. 孕妇腹部、腰骶部均不宜拔罐。

四、评估和观察要点

1. 临床表现、既往史及过敏史。
2. 对热和疼痛的耐受程度。
3. 患者年龄、心理状况。

五、操作要点

1. 协助患者取舒适体位，暴露拔罐部位。
2. 在选好的部位进行拔罐。观察罐口吸附及皮肤情况，询问患者感受。

3. 常规留罐 10～15 min 后起罐。

六、指导要点

1. 由于罐内负压吸拔之力，局部皮肤会出现与罐口大小相当的紫红色瘀斑，数日后可自然消失。

2. 个别患者在治疗过程中局部皮肤可能出现水疱。

七、注意事项

1. 遵医嘱实施拔罐，正确选择拔罐部位及方法。

2. 取合理体位，充分暴露拔罐部位，注意保暖及保护隐私。

3. 操作前检查罐口是否光滑、有无裂缝。根据不同部位，选用大小适宜的火罐。

4. 拔罐过程中观察火罐吸附情况和皮肤颜色。注意询问患者感受，如有不适，及时起罐，防止烫伤。

5. 拔罐时动作要稳、准、快，起罐时切勿强拉。

6. 火罐排列的距离适宜，否则会因火罐牵拉产生疼痛。

7. 起罐后，一般局部皮肤呈现红晕或紫红色（瘀血），为正常现象，会自行消退。如局部瘀血严重，不宜在原位再拔。如局部出现小水疱，可不必处理；如水疱较大，消毒局部皮肤后，用注射器抽出水疱中的液体，覆盖无菌纱布。

8. 操作完毕后，记录拔罐的部位、时间及患者的感受等情况。

拔罐法（平衡火罐）操作规程及评分标准

项目		评分标准及细则	分值	扣分及原因	得分
准备质量 15分	护士	仪表大方、举止端庄、态度和蔼；衣帽整齐、洗手、戴口罩	2		
	评估	遵照医嘱要求，对患者进行评估，内容包括：病情、皮肤情况、耐受度、心理状况等	8		
	物品	中医护理盘（拔罐盘）、95％酒精棉球、血管钳 2 把、火罐、打火机、治疗碗（内盛水）、清洁纱布、姜汁、酒精灯、毛巾被	5		
操作质量 70分	患者	核对患者身份信息，解释，取得患者理解与配合	5		
		体位舒适合理，暴露拔罐部位，注意保暖，保护隐私	5		
	定位	再次核对；清洁皮肤，按医嘱进行取穴定位（定位不准确扣 2 分/穴）	10		

续表

项目		评分标准及细则	分值	扣分及原因	得分
操作质量70分	拔罐	酒精棉球干湿适当	5		
		点燃明火后在罐内中下段环绕，勿烧罐口	5		
		涂抹润滑剂，沿膀胱经闪罐3遍、走罐3遍至皮肤微红	10		
		准确留罐，罐内形成负压，吸附力强，安全熄火（将点燃的明火稳妥、迅速地投入小口瓶），用毛巾被覆盖	10		
	观察	随时检查火罐吸附情况，局部皮肤红紫的程度，皮肤有无烫伤或小水疱；留罐时间10~15 min，询问患者的感受	5		
	起罐	起罐方法正确。清洁评估局部皮肤。告知其注意事项	5		
	整理记录	整理床单位，合理安排患者体位	5		
		整理用物，洗手；记录，签名	5		
终末质量15分	评价	患者体位合理，无特殊不适感受，配合操作；全程无烫伤，无暴力操作，体现人文关怀	5		
		拔罐部位准确，皮肤情况良好，局部皮肤吸附力正常，记录内容完整	5		
	技能熟练	操作熟练；拔罐部位方法正确，手法稳、准、快	5		
关键缺陷		出现烫伤扣30分；划伤扣20分；火罐脱落扣10分			

第十三节　督灸法

一、概念

督灸法是指在督脉的脊柱段上施以隔药灸来治疗疾病的特色疗法，是在传统中医外治法的基础上创立的一种操作方法。

二、适应证

阳虚证、肺肾气虚证、肺脾气虚证、免疫力低下者。

三、禁忌证

1. 严重的心脑血管疾病、精神疾病。
2. 女性月经期、妊娠期。
3. 施灸部位皮肤破溃者。
4. 严重高敏体质，尤其对姜、艾绒、部分中药过敏者。

四、评估和观察要点

1. 临床表现、既往史及过敏史。
2. 施灸部位的皮肤情况。
3. 患者年龄、对疼痛、热度、卧位的耐受程度及心理状况。

五、操作要点

1. 患者取俯卧位，充分暴露施灸部位。
2. 核定施灸部位，即大椎穴到腰俞穴的督脉处。
3. 铺姜泥，宽约 6 cm，高约 4 cm。
4. 放置艾炷，宽约 3 cm，高约 2 cm。
5. 点燃艾炷，注意从上、中、下三处点火，共燃三壮，以免燃烧不均。
6. 施灸完毕，清洁局部皮肤，观察患者局部皮肤情况。

六、指导要点

1. 告知患者施灸前取俯卧舒适体位，施灸过程中避免身体移动。及时观察患者情况，以免烫伤。
2. 告知患者施灸过程中局部皮肤产生温热的感觉，属正常现象，如有烧灼、热烫的感觉，不能耐受时，应立即告知护士，停止治疗。
3. 艾绒点燃后可出现较淡的中药燃烧气味。

七、注意事项

1. 注意室内温度的调节，保持室内空气流通。
2. 暴露施灸部位时注意遮挡，注意保暖、保护隐私。
3. 注意施灸的时间，不要在饭前、空腹或饭后立即施灸。
4. 施灸后局部皮肤出现微红、灼热，属于正常现象。如灸后出现小水疱，无须处理，可自行吸收。如水疱较大，消毒局部皮肤后，用无菌注射器抽出液体，覆盖无菌纱布。
5. 灸后忌辛辣、刺激、油腻、寒凉之物，忌酒，忌食羊肉、狗肉，宜多饮水。

　　6. 施灸后当天不宜洗澡。

　　7. 操作完毕后，记录患者施灸部位、施灸处皮肤及患者感受等情况。

督灸法操作规程及评分标准

项目		评分标准及细则	分值	扣分及原因	得分
准备质量15分	护士	仪表大方、举止端庄、态度和蔼；衣帽整齐、洗手、戴口罩	5		
	评估	按照医嘱要求，对患者进行评估，内容包括：临床表现、既往史、过敏史，对疼痛、热度、卧位的耐受程度，施灸部位的皮肤情况、心理状况等	5		
	物品	中医护理盘（督灸盘）、治疗碗、弯盘、压舌板、姜泥、艾绒、桑皮纸、药勺、督灸粉、小毛巾	5		
操作质量70分	患者	核对患者身份信息并解释，取得患者理解与配合	5		
		协助患者取俯卧位，置软枕于其胸前，暴露施灸部位；注意保暖	5		
	定位	再次核对；确定施灸部位	5		
	手法	放置督灸粉，覆盖桑皮纸，铺姜泥，垒槽放置艾炷	15		
		艾炷大小合适，排列紧密	5		
		点燃艾炷，燃三壮，每壮 40 min，及时更换	10		
		灸至皮肤微红，施灸时间合理	5		
	观察	观察施灸部位皮肤，询问患者有无不适。防止艾灰脱落，造成灼烧伤或毁坏衣物	5		
	灸毕	灸后待艾绒彻底熄灭，撤下姜泥，用温毛巾清洁局部皮肤	5		
	整理记录	合理安排患者体位，整理床单位，告知其注意事项	5		
		整理用物，洗手；记录，签名	5		
终末质量15分	评价	患者皮肤情况良好、无特殊不适感受，全程体现人文关怀	5		
		记录内容完整	5		
	技能熟练	施灸方法、部位正确，操作熟练、轻巧	5		
关键缺陷		出现烫伤、灼烧伤扣 20 分			

第十四节　改良铺灸法

一、概念

改良铺灸法是指在传统铺灸法的基础上进行改良，将艾绒隔姜铺摊灸盒内，通过燃烧方法，作用于腧穴，以达到防病保健、治病强身为目的的一种操作方法。

二、适应证

1. 经络闭阻所引起的风寒湿痹、寒凝血滞，如胃脘痛、痛经、半身不遂、腹痛等。

2. 阳气下陷所引起的遗尿、崩漏、带下，以及各种虚寒证、虚脱证、寒厥证和中气不足等。

三、禁忌证

1. 凡属实热证或阴虚发热者，不宜施灸。

2. 颜面部、大血管处、孕妇腹部及腰骶部不宜施灸。

3. 有出血倾向者，如咯血、吐血者禁用。

4. 有艾灸过敏史者不宜施灸。

5. 极度疲劳、空腹、过饱或对灸法恐惧者慎用。

四、评估和观察要点

1. 临床表现、既往史及过敏史。

2. 施灸部位的皮肤情况。

3. 患者年龄、心理状况。

4. 对热、痛、艾灸气味的耐受程度。

五、操作要点

1. 协助患者取舒适体位，暴露施灸部位，冬季应注意保暖，保护隐私。

2. 在施灸过程中，观察局部皮肤及病情变化，随时询问患者有无烧灼感，及时调整距离，防止烫伤皮肤或烧毁衣物。

3. 施灸完毕，去除灸盒，熄灭艾火，清洁局部皮肤。

六、指导要点

1. 施灸后局部皮肤可能出现水疱等情况。

2. 施灸过程中局部皮肤产生烧灼、热烫的感觉，应立即停止治疗。

3. 艾绒点燃后可出现较淡的中药燃烧气味。

七、注意事项

1. 注意室内温度的调节，保持室内空气流通。

2. 施灸过程中询问患者有无灼痛感，调整距离，防止艾灰脱落灼伤皮肤或烧毁衣物。

3. 注意施灸的时间，如失眠症要在临睡前施灸，不要在饭前空腹或饭后立即施灸。

4. 施灸后局部皮肤出现微红、灼热，属于正常现象。如灸后出现小水疱，无须处理，可自行吸收。如水疱较大，消毒局部皮肤后，用无菌注射器抽出液体，覆盖无菌纱布，保持干燥，防止感染。

5. 初次使用灸法时，以小剂量、短时间为宜，待患者耐受后，逐渐增加剂量。

6. 操作完毕后，记录患者施灸部位、施灸处皮肤及患者感受等情况。

改良铺灸法操作规程及评分标准

项目		评分标准及细则	分值	扣分及原因	得分
准备质量15分	护士	仪表大方、举止端庄、态度和蔼；衣帽整齐、洗手、戴口罩	5		
	评估	遵医嘱要求，对患者进行评估，内容包括：临床表现、既往史、施灸部位的皮肤情况、对疼痛、热的耐受程度、有无艾灸过敏史及心理状况等	5		
	物品	中医护理盘（改良铺灸盘）、艾绒、灸盒（内铺姜泥）、打火机、弯盘、浴巾、必要时备屏风	5		
操作质量70分	患者	核对患者身份信息，解释，取得患者理解与配合	5		
		体位舒适合理，暴露施灸部位，注意保暖，保护隐私	5		
	定穴	遵医嘱确定施灸部位	10		
	施灸	放置灸盒于施灸部位，距离皮肤 1 cm 左右	10		
		点燃灸盒内艾绒，进行施灸	5		
		及时检查艾绒燃烧程度	5		
		施灸至局部皮肤稍起红晕，施灸时间 15～20 min	5		

项目		评分标准及细则	分值	扣分及原因	得分
操作质量70分	观察	观察局部皮肤及病情变化，询问患者有无不适，防止艾灰脱落，造成烧伤或毁坏衣物	10		
	灸毕	去除灸盒，熄灭艾火，清洁局部皮肤	5		
	整理记录	合理安排患者体位，整理床单位；告知其注意事项	5		
		清理用物，洗手；记录，签名	5		
终末质量15分	评价	患者皮肤情况良好，无特殊不适感受；全程体现人文关怀	5		
		记录内容完整	5		
	技能熟练	施灸部位、灸法正确，操作熟练，动作轻巧	5		
关键缺陷		出现烫伤、烧伤扣20分			

第十五节　皮内针法

一、概念

皮内针法又称"埋针法"，是将特制的小型针具固定于腧穴部位的皮内并较长时间留针，产生持续刺激作用以治疗疾病的方法。

二、适应证

1. 需要长时间留针的疼痛性疾病，如神经性头痛、胆绞痛、腰痛、痹症、产后宫缩疼痛、痛经等。

2. 久治不愈的慢性病症，如神经衰弱、失眠、哮喘、小儿遗尿等。

三、禁忌证

1. 局部皮肤有炎症、外伤或有出血倾向及水肿患者。

2. 金属过敏者。

四、评估和观察要点

1. 临床表现、既往史及过敏史。

2. 腧穴部位的皮肤情况。

3. 对疼痛的耐受程度及心理状况。

五、操作要点

1. 根据医嘱选穴，协助患者取舒适体位，松解衣着，冬季应注意保暖，保护隐私。

2. 根据埋针部位，选择进针方法，正确进针。

3. 确定腧穴，常规皮肤消毒。将留在皮肤外的针柄用胶布固定。留针期间，每隔 4 h 左右用手指按压埋针处。

4. 随时观察埋针处有无红、肿、热、痛，若有以上情况，应起针或改选其他穴位重埋。

5. 起针前后局部常规消毒，用干棉球按压针孔片刻。

六、指导要点

1. 留针时间视病情及季节不同而定，一般 1～2 d，时间长者可留针 6～7 d，暑热天出汗较多时，不宜留置时间太长，一般不超过 2 d。

2. 埋针处不可沾水，以防感染。

七、注意事项

1. 关节附近不宜埋针，避免活动时引起疼痛。胸腹部不宜埋针。

2. 埋针部位持续疼痛时，应调整埋针深度和方向。调整后仍感疼痛，应立即起针。

3. 埋针处不可沾水，以防感染。若局部感染，应立即起针，并做好相应的处理。

皮内针法操作规程及评分标准

项目		评分标准及细则	分值	扣分及原因	得分
准备质量 15分	护士	仪表大方、举止端庄、态度和蔼；衣帽整齐、洗手、戴口罩	5		
	评估	遵医嘱要求，对患者进行评估，内容包括：主要临床表现、既往史、取穴部位的皮肤情况、对疼痛的耐受程度、心理状况等	5		
	物品	中医护理盘、皮内针盘、针盒（皮内针）、镊子、皮肤消毒液、棉签、胶布、弯盘等	5		
	患者	核对患者身份信息，解释，取得患者理解与配合	5		
		患者取体位舒适合理，暴露埋针部位，注意保暖，保护隐私	5		

续表

项目		评分标准及细则	分值	扣分及原因	得分
操作质量70分	定穴	遵医嘱选择穴位	15		
	消毒	消毒局部（穴位）皮肤	5		
	进针	根据埋针部位，选择进针方法，正确进针	15		
		将留在皮肤外的针柄用胶布固定。留针期间，每隔4 h左右用手指按压埋针处	5		
	起针	起针前后局部常规消毒，干棉球按压针孔片刻	5		
	观察	埋针处有无红、肿、热、痛，若有以上情况，应起针或改选其他穴位重埋	5		
	整理记录	合理安排患者体位，整理床单位；告知其注意事项	5		
		整理用物，洗手；记录，签名	5		
终末质量15分	评价	取穴准确度，固定是否牢固，留针时间，患者自我强化加压次数是否符合要求。患者感受及目标达到程度	5		
		记录内容完整	5		
	技能熟练	无菌观念强，动作轻巧、准确；持针、进针、运针方法正确、取穴准确	5		
关键缺陷		出现弯针、折针等意外扣20分			

第十六节　穴位注射疗法

一、概念

穴位注射疗法又称水针，是把药液注入穴位，将针刺及药物对穴位的渗透刺激作用和药物的药理作用结合在一起，发挥综合效能，达到治疗疾病的一种操作方法。

二、适应证

各种急慢性疾病。

三、禁忌证

1. 局部皮肤有感染、瘢痕，或者有出血倾向及水肿的患者。

2. 贫血、低血压、妊娠期、过饥、过饱、醉酒、过度疲劳者。

四、评估和观察要点

1. 患者临床表现、既往史及过敏史。
2. 注射部位的皮肤情况。
3. 对疼痛的耐受程度及心理状况。

五、操作要点

1. 根据医嘱选穴，协助患者取舒适体位，松解衣服，冬季应注意保暖，保护隐私。
2. 根据注射部位选择注射器及针头。
3. 确定腧穴，常规皮肤消毒。注射器排尽空气后，一手拇指及中指绷紧局部皮肤，将针尖对准穴位，迅速刺入皮下，上下提插"得气"后，回抽无血，将药液注入。
4. 在注射时随时观察，是否有晕针、弯针、折针及其他不良反应；询问患者有无针感及其他不适，如患者有触电感，应立即退针，改换角度再进针。
5. 注射后用无菌干棉签按压针孔片刻。

六、指导要点

1. 注射部位出现疼痛、酸胀的感觉为正常现象。
2. 注射部位 4 h 内避免沾水，以免感染。

七、注意事项

1. 严格执行三查七对及无菌操作规程，使用一次性无菌注射器，操作前检查注射器情况，防止感染。
2. 注意药物性能、药理作用、剂量、有效期、配伍禁忌、不良反应和过敏反应。
3. 严格遵医嘱执行，熟练掌握腧穴的定位和注射的深度。注射药量遵医嘱而定。
4. 注射时避开血管丰富部位，避免将药物注入血管内。患者有触电感时针体往外退出少许后再进行注射。
5. 注射器的处理按消毒隔离规范要求执行。
6. 预防晕针、弯针、折针等情况发生。

穴位注射疗法操作规程及评分标准

项目		评分标准及细则	分值	扣分及原因	得分
准备质量 15分	护士	仪表大方、举止端庄、态度和蔼；衣帽整齐、洗手、戴口罩	5		
	评估	遵医嘱要求，对患者进行评估，内容包括：临床表现、既往史、药物过敏史、取穴部位的皮肤情况、对疼痛的耐受程度、心理状况等	5		
	物品	中医治疗盘（穴位注射盘）、皮肤消毒液、镊子、棉签、弯盘、砂轮、吸入药液的注射器等	5		
操作质量 70分	患者	核对患者身份信息，解释，取得患者理解与配合	5		
		体位舒适合理，暴露注射部位，注意保暖，保护隐私	10		
	定穴	遵医嘱选择穴位	10		
	消毒	消毒局部（穴位）皮肤	5		
	进针	注射器排尽空气后，用一手拇指及中指绷紧局部皮肤，针尖对准穴位，迅速刺入皮下，上下提插"得气"后，回抽无血，将药液缓慢注入	15		
		注射时随时观察，询问患者有无针感及其他不适，如患者有触电感，应立即退针，改换角度再进针。注意是否有晕针、弯针、折针及不良反应	5		
	起针	用无菌干棉签按压针孔片刻	5		
	观察	患者是否有晕针、疼痛等不适情况	5		
	整理	合理安排患者体位，整理床单位；告知其注意事项	5		
	记录	整理用物，洗手；记录，签名	5		
终末质量 15分	评价	患者无特殊不适感受，人文关怀贯穿全程	5		
		记录内容完整	5		
	技能熟练	严格执行三查七对，无菌观念强，持针、进针、运针方法正确、取穴准确；操作熟练、动作轻巧	5		
关键缺陷		出现弯针、折针等意外扣20分			

第二章　外科常用中医护理技术操作规程及评分标准

第一节　中药硬膏热贴敷疗法

一、概念

中药硬膏热贴敷疗法是将中药药膏加热后贴于治疗部位，起到活血化瘀、接骨续筋作用的一种操作方法。

二、适应证

膝关节骨关节炎、足踝骨关节炎、腰椎间盘突出、颈椎病、肩周炎、股骨头坏死、软组织损伤、各种骨折局部、各种风寒湿痹证等。

三、禁忌证

1. 皮肤破损、溃烂部位及皮肤病患者禁用。
2. 妇女妊娠期、月经期禁用。
3. 中药硬膏贴及中药过敏者禁用。
4. 婴幼儿患者慎用。

四、评估和观察要点

1. 临床表现、既往史及药物过敏史。
2. 贴敷部位的皮肤情况。
3. 对温热耐受程度及心理状况。

五、操作要点

1. 药膏加热后贴于治疗部位，温度适宜；老年患者皮肤敏感性较差，温度不宜过高。

2. 贴敷过程中，观察患者有无不适，如有不适，及时告知医生，遵医嘱处理。

3. 贴敷完毕，观察贴敷局部皮肤情况，询问患者感受。

六、指导要点

1. 注意药膏加热温度不可过高，以温热为宜，防止烫伤。

2. 贴敷期间，避免剧烈活动，以防药膏脱落，影响疗效。

七、注意事项

1. 温度适宜，避免烫伤。

2. 药膏固定牢靠，防止脱落。

3. 中药硬膏贴敷治疗期间，及时观察有无皮肤破溃现象。

4. 如出现小水疱现象，无须处理，可自行吸收。如水疱较大，消毒局部皮肤后，用注射器抽出液体，覆盖无菌纱布，防止感染。

中药硬膏热贴敷疗法操作规程及评分标准

项目		评分标准及细则	分值	扣分及原因	得分
准备质量15分	护士	仪表大方、举止端庄、态度和蔼；衣帽整齐、洗手、戴口罩	5		
	评估	遵照医嘱要求，对患者进行评估，内容包括：临床表现、既往史、药物过敏史、贴敷部位的皮肤情况、对温热的耐受程度、心理状况等	5		
	物品	中医护理盘（中药硬膏贴敷盘）、弯盘、中药硬膏、微波炉，必要时备纱布和胶布等	5		
操作质量70分	加热药膏	药膏加热 10～20 s，温度适宜，以温热为宜	10		
	患者	核对患者身份信息，并解释，取得患者理解与配合	5		
		体位舒适合理，暴露贴敷部位；注意保暖，保护隐私	10		
	贴敷	再次核对，确定贴敷部位	5		
		将硬膏正确贴敷于治疗部位	15		
		根据医嘱要求，贴敷 12～24 h，必要时可贴敷 3～5 d，固定美观、牢固	5		
	观察	观察硬膏贴敷情况，询问患者感受	5		
	贴毕	清洁局部皮肤、协助患者穿衣	5		
	整理	整理床单位，合理安排患者体位；告知其注意事项	5		
		整理用物，洗手；记录、签名	5		

项目		评分标准及细则	分值	扣分及原因	得分
终末质量15分	评价	患者皮肤贴敷情况良好、无特殊不适感受；全程体现人文关怀	5		
		记录内容完整	5		
	技能熟练	贴敷方法、部位正确；操作熟练、动作轻巧	5		

第二节　中药热奄包疗法

一、概念

中药热奄包疗法是将中药研碎成粉后加入赋形剂，调和成药膏，将其加热贴敷于患处达到治疗疾病的操作方法，具有活血化瘀、软坚散结、消肿止痛的作用。

二、适应证

1. 各种跌打损伤早期。
2. 局部红、肿、热、痛或局部包块形成而未出现溃疡者。
3. 手术后刀口周围肿胀、疼痛。
4. 各种滑膜炎、筋膜炎、软组织损伤。
5. 颈椎病、腰椎间盘突出、肩周炎、膝关节骨关节炎、股骨头坏死等。

三、禁忌证

1. 局部皮肤感染、破溃者、皮肤病患者的皮肤患处禁用。
2. 中药及胶布过敏者禁用。
3. 妊娠期、月经期妇女腹部及腰骶部禁用。

四、评估和观察要点

1. 临床表现、既往史及过敏史。
2. 贴敷部位的皮肤情况。
3. 对温热耐受程度及心理状况。

五、操作要点

1. 将中药饮片研碎，将药粉和赋形剂按特定比例配制成药糊并加热，制成药包贴于治疗部位。

2. 贴敷过程中，观察患者有无不适，如有不适，报告医生，遵医嘱处理。

3. 贴敷完毕，观察贴敷局部皮肤情况。

4. 老年患者皮肤敏感性较差，温度不宜过高。

六、指导要点

1. 注意药包温度不可过高，防烫伤。

2. 贴敷期间避免剧烈活动，以免药物脱落，影响疗效。

七、注意事项

1. 药包应固定牢固、美观，患者避免剧烈活动，以防药包脱落。

2. 药包加热温度适宜，厚度 2～5 mm 为宜。

3. 药包贴敷 4～6 h，避免时间过长，引起皮肤不适。

4. 贴敷后，如局部皮肤出现发红、皮疹等状况，立即停止使用，报告医生，遵医嘱处理。

中药热奄包疗法操作规程及评分标准

项目		评分标准及细则	分值	扣分及原因	得分
准备质量15分	护士	仪表大方、举止端庄、态度和蔼；衣帽整齐、洗手、戴口罩	5		
	评估	遵照医嘱要求，对患者进行评估，内容包括：临床表现、既往史、药物过敏史、对温热耐受程度、贴敷部位的皮肤情况、心理状况等	5		
	物品	中医护理盘（热奄包盘）、弯盘、药桶、药粉、药勺、赋形剂、水、透明纸、胶布、脱脂棉、纱布、微波炉、必要时备绷带等	5		
操作质量70分	制药包	将药粉和赋形剂按特定比例配制成药糊	5		
		根据敷药面积取大小合适的塑料纸，将所需药糊均匀摊于塑料纸上，用脱脂棉包裹药糊边缘制成药包	10		
		将药包放入微波炉加热，温度适宜，以温热为宜	5		
	患者	核对患者身份信息，解释，取得患者理解与配合	5		
		体位舒适合理，暴露贴敷部位；注意保暖，保护隐私	10		

续表

项目		评分标准及细则	分值	扣分及原因	得分
操作质量70分	敷药	再次核对；确定敷药部位	5		
		将温度适宜的药包敷于患处	5		
		用胶布或绷带固定，松紧适宜，美观而牢固	5		
	观察	观察药膏贴敷情况，询问患者感受	5		
	贴毕	清洁局部皮肤、协助患者整理衣服	5		
	整理	整理床单位，合理安排患者体位；告知其注意事项	5		
		整理用物，洗手；记录，签名	5		
终末质量15分	评价	患者皮肤贴敷情况良好，无特殊不适感受；全程体现人文关怀	5		
		记录内容完整	5		
	技能熟练	贴敷方法、部位正确；操作熟练、动作轻巧	5		

第三节　熏洗法

一、概念

熏洗法是将中药煎汤在皮肤或患处熏蒸、淋洗、浸浴，以达到疏通腠理、温经通络、清热解毒、消肿止痛、祛风除湿作用的一种操作方法。

二、适应证

膝关节骨关节炎、足踝骨关节炎、腰椎间盘突出、下肢及足陈旧性损伤、下肢肌筋膜炎、跟痛症、下肢及足骨折手术后恢复期、各种风寒湿痹证。

三、禁忌证

1. 急性传染病、严重心脏病、严重高血压、有出血倾向者禁用。
2. 妇女妊娠期和月经期禁用。
3. 局部感染性病灶并已化脓破溃禁用。
4. 中药过敏者禁用。

四、评估和观察要点

1. 主要临床表现、既往史及过敏史。
2. 熏洗部位的皮肤情况。
3. 患者年龄、体质及心理状况。
4. 注意环境是否安静，保护隐私。

五、操作要点

1. 将加热到 38~43 ℃ 的中药药液倒入熏洗器内，暴露熏洗部位，安置患者。
2. 熏洗过程中，观察患者反应，若有不适，立即停止，报告医生，协助处理。
3. 熏洗完毕，清洁、擦干局部皮肤，观察患者局部皮肤有无过敏、破溃、烫伤。

六、指导要点

注意熏洗药液温度不可过高，防烫伤。

七、注意事项

1. 操作环境宜温暖，关闭门窗。
2. 暴露熏洗部位，注意遮挡，为患者保暖及保护隐私。
3. 熏洗药温不宜过热，温度适宜，以防烫伤。
4. 熏洗时间不宜过长，以 20~30 min 为宜。
5. 中药熏洗后要休息 30 min 方可外出，防止外感。

熏洗法操作规程及评分标准

项目		评分标准及细则	分值	扣分及原因	得分
准备质量15分	护士	仪表大方、举止端庄、态度和蔼；衣帽整齐、洗手、戴口罩	2		
	评估	遵照医嘱要求，对患者进行评估，内容包括：临床表现、既往史、药物过敏史、体质、熏洗部位的皮肤情况、心理状况等	5		
	物品	中医护理盘（热奄包盘）、弯盘、药桶、药粉、药勺、赋形剂、水、透明纸、胶布、脱脂棉、纱布、微波炉、必要时备绷带等	8		
操作质量70分	患者	核对患者身份信息，解释，取得患者理解与配合	5		
		体位舒适合理，暴露熏洗部位；注意保暖、保护隐私	5		

续表

项目		评分标准及细则	分值	扣分及原因	得分
操作质量70分	熏洗	调节熏洗器药液温度，恒定为38～43 ℃	5		
		药液量适宜	5		
		再次核对，确定熏洗部位。将治疗部位放于熏洗容器内，覆盖治疗巾	10		
		熏洗方法运用正确	15		
		药液未沾湿患者衣裤、被单；熏洗时间为30 min	5		
	观察	观察药液温度及病情变化，询问患者有无不适	5		
	熏毕	清洁局部皮肤、擦干，协助患者穿衣	5		
	整理	整理床单位，合理安排患者体位，向其交代注意事项	5		
		整理用物，洗手；记录，签名	5		
终末质量15分	评价	患者皮肤情况良好、患者无特殊不适感受；全程体现人文关怀	5		
		记录内容完整	5		
	技能熟练	熏洗方法、部位正确，操作熟练、轻巧	5		

第四节　中药熏药疗法

一、概念

中药熏药疗法是将药物煎汤煮沸后，利用药液的蒸汽熏疗全身或局部，从而产生治疗作用的一种操作技术。根据所用药物不同，分别具有活血化瘀、温经通络、祛风除湿等作用。

二、适应证

骨关节病、腰椎间盘突出、肩周炎、颈椎病、坐骨神经痛、骨质增生、股骨头坏死、风寒湿痹证、风湿性关节炎、腰肌劳损、软组织损伤、扭伤、肢体麻木等。

三、禁忌证

1. 严重高血压、心脏病患者禁用。

2. 局部皮肤破溃处禁用。

3. 妇女妊娠期、月经期禁用。

四、评估和观察要点

1. 临床表现、既往史及药物过敏史。

2. 熏药部位的皮肤情况。

3. 对温热耐受程度及心理状况。

4. 注意环境是否安静，保护隐私。

五、操作要点

1. 将熏药治疗仪温度恒定，药液及蒸汽温度控制在 40～48 ℃。协助患者取合理体位，使治疗部位置于熏药孔槽处。

2. 熏药过程中，观察患者有无不适，如有不适，告知医生，遵医嘱处理。

3. 熏药完毕，观察熏药局部皮肤情况。

六、指导要点

告知患者熏药药液及蒸汽温度不可过高，防烫伤。

七、注意事项

1. 操作环境宜温暖，关闭门窗。

2. 暴露熏药部位，注意遮挡，保暖及保护隐私。

3. 熏药药温及蒸汽温度不宜过热，温度适宜，以防烫伤。

4. 熏药时间不宜过长，以 30 min 为宜。

5. 中药熏药后要休息 30 min 方可外出，防止外感。

中药熏药疗法（局部）操作规程及评分标准

项目		评分标准及细则	分值	扣分及原因	得分
准备质量15分	护士	仪表大方、举止端庄、态度和蔼；衣帽整齐、洗手、戴口罩	5		
	评估	遵照医嘱要求，对患者进行评估，内容包括：临床表现、既往史、药物过敏史、体质、熏洗部位的皮肤情况、心理状况等	5		
	物品	中医护理盘（中药熏药盘）、熏药治疗床（药槽内温水 2/3 满）、药物（根据病情和医嘱选择药物）、治疗洞巾、治疗被单、患者自备毛巾、水杯（内盛温水）等	5		

续表

项目		评分标准及细则	分值	扣分及原因	得分
操作质量70分	患者	核对患者身份信息，解释，取得患者理解与配合	5		
		再次确定熏药部位	5		
	熏药	根据不同部位打开药槽，协助患者暴露熏药部位，使治疗部位对准相应的药槽（防止治疗部位皮肤碰触熏药床的熏药孔道底部）	15		
		患者体位舒适合理，覆盖治疗巾，注意保暖，保护隐私	5		
		调节温度为40～48 ℃，询问患者感受，根据患者情况恒定温度	10		
		设定治疗时间为30 min	5		
		药液及蒸汽未熏湿患者衣裤	5		
	观察	观察药液及蒸汽温度及病情变化，询问患者感受	5		
	熏毕	清洁局部皮肤、擦干，协助患者穿衣	5		
	整理	整理熏药治疗床，消毒备用；告知患者注意事项	5		
		整理用物，洗手；记录，签名	5		
终末质量15分	评价	熏药温度适宜，患者皮肤清洁情况良好，无特殊不适感受；全程体现人文关怀	5		
		记录内容完整	5		
	技能熟练	熏药方法、部位正确；操作熟练、动作轻巧	5		

中药熏药法（全身）操作规程及评分标准

项目		评分标准及细则	分值	扣分及原因	得分
准备质量15分	护士	仪表大方、举止端庄、态度和蔼；衣帽整齐、洗手、戴口罩	5		
	评估	遵照医嘱要求，对患者进行评估，内容包括：临床表现、既往史、药物过敏史、体质、熏洗部位的皮肤情况、心理状况等	5		
	物品	中医护理盘（中药熏药盘）、熏药治疗床（药槽内温水2/3满）、药物（根据病情和医嘱选择药物）、治疗洞巾、治疗被单、患者自备毛巾、水杯（内盛温水）等	5		

项目		评分标准及细则	分值	扣分及原因	得分
操作质量70分	患者	核对患者身份信息，解释，取得患者理解与配合	5		
		再次确定熏药部位	5		
	熏药	打开全部药槽，协助患者暴露全身部位，对应于药槽（防止皮肤碰触熏药床的熏药孔道底部）	10		
		患者体位舒适合理，覆盖治疗巾，注意保暖，保护隐私	5		
		调节温度为40～48 ℃，询问患者感受，根据患者情况恒定温度	15		
		设定治疗时间为30 min	5		
		药液及蒸汽未熏湿患者衣裤	5		
	观察	观察药液及蒸汽温度及病情变化，询问患者感受	5		
	熏毕	清洁局部皮肤、擦干，协助患者穿衣	5		
	整理	整理熏药治疗床，消毒备用；告知患者注意事项	5		
		整理用物，洗手；记录，签名	5		
终末质量15分	评价	熏药温度适宜，患者皮肤清洁情况良好，无特殊不适感受；全程体现人文关怀	5		
		记录内容完整	5		
	技能熟练	熏药方法、部位正确；操作熟练、动作轻巧	5		

第五节　中药鼻窦冲洗疗法

一、概念

中药鼻窦冲洗疗法是用中药冲洗鼻腔，清除鼻腔分泌物或干痂，达到促进炎症吸收目的的一种操作方法。

二、适应证

过敏性鼻炎、鼻腔黏膜水肿、鼻腔手术后清痂、鼻腔黏膜粘连。

三、禁忌证

鼻腔急性炎症。

四、评估和观察要点

1. 临床表现、既往史及过敏史。
2. 冲洗部位的黏膜情况。
3. 患者的体质及心理状况。

五、操作要点

1. 协助患者取合适体位，用生理盐水 250 mL 冲洗鼻腔。
2. 将中药液倒入冲洗器中，冲洗鼻腔。
3. 再用生理盐水 250 mL 冲洗鼻腔。
4. 冲洗过程中，观察患者有无呛咳及冲洗物的性质、颜色，询问患者有无不适，若有不适，立即停止，报告医生，协助处理。
5. 冲洗完毕，清洁鼻部周围皮肤。

六、指导要点

指导患者头部前倾30°，低头张口，勿做吞咽动作。出水鼻腔应低于冲洗鼻腔，防止呛咳。

七、注意事项

1. 冲洗压力勿过大，以防药液逆流至咽鼓管，引起耳部感染。
2. 冲洗液温度宜适宜，勿过高（低），以防烫伤或引发患者不适。

中药鼻窦冲洗法操作规程及评分标准

项目		评分标准及细则	分值	扣分及原因	得分
准备质量15分	护士	仪表大方、举止端庄、态度和蔼；衣帽整齐、洗手、戴口罩	5		
	评估	遵照医嘱要求，对患者进行评估，内容包括：临床表现、既往史、药物过敏史、体质、熏洗部位的皮肤情况、心理状况等	5		
	物品	中药药液（根据病情选择）、鼻腔冲洗器、生理盐水 500 mL、毛巾、脸盆等	5		

项目		评分标准及细则	分值	扣分及原因	得分
操作质量70分	患者	核对患者身份信息，解释，取得患者理解与配合	5		
		体位舒适合理，暴露冲洗部位；注意保暖，保护隐私	5		
	定位	再次核对，确定冲洗部位	5		
	手法	协助患者取合适体位，用生理盐水 250 mL 冲洗鼻腔	10		
		将加热好的中药液倒入冲洗器中，冲洗鼻腔	10		
		用生理盐水 250 mL 冲洗鼻腔	5		
		药液未沾湿患者衣裤	5		
	观察	观察患者有无呛咳及冲洗物的性质、颜色，询问患者有无不适	10		
	冲洗毕	清洁鼻部周围皮肤	5		
	整理	合理安排患者体位，整理床单位；告知其注意事项	5		
		整理用物，洗手；记录，签名	5		
终末质量15分	评价	患者鼻腔通气情况良好、无特殊不适感受；全程体现人文关怀	5		
		记录内容完整	5		
	技能熟练	冲洗部位、方法正确；操作熟练，动作轻巧	5		

第六节　中医定向透药疗法

一、概念

中药定向透药疗法是利用直流电场的作用，将药物经过皮肤透入人体组织间隙，达到消炎、消肿、镇痛、疏经通络、改善局部血液循环的一种操作方法。

二、适应证

咽喉部肿痛不适、软组织损伤及咽喉部术后。

三、禁忌证

1. 高热、妊娠、过敏体质、出血倾向、治疗部位有金属异物、装有心脏起搏器及不适应电刺激的患者禁用。

2. 2 岁以下儿童慎用。

四、评估和观察要点

1. 患者主要症状、既往史、心理状况。

2. 药物过敏史。

3. 喉部皮肤情况。

五、操作要点

1. 遵医嘱选择药液，用注射器抽吸后注到纱布块上，以湿透而不滴水为宜。

2. 把纱布块平铺到导电板上并敷于患者颈部喉结两侧，以橡胶带固定好，注意松紧度适宜。

3. 遵医嘱调节电流强度由弱至强并询问患者感觉，强度以患者耐受为宜。

4. 把呼叫器放至患者随手可触及的地方，并嘱咐患者勿自行调节电流强度。

六、指导要点

1. 告知患者治疗过程中出现蚁爬感，属于正常现象，如出现局部皮肤瘙痒、红疹、刺痛或灼痛感应及时告知护士。

2. 治疗过程中勿私自调节电流强度。

3. 治疗过程中嘱患者勿讲话，勿移动头部，避免导电板灼伤患者皮肤。

七、注意事项

1. 电极板不可直接与皮肤接触。

2. 橡胶带松紧适宜。

中医定向透药疗法操作规程及评分标准

项目		评分标准及细则	分值	扣分及原因	得分
准备质量15分	护士	仪表大方、举止端庄、态度和蔼；衣帽整齐、洗手、戴口罩	5		
	评估	遵照医嘱要求，对患者进行评估，内容包括：临床表现、既往史、药物过敏史、体质、熏洗部位的皮肤情况、心理状况等	5		
	物品	中医护理盘（中医定向透药盘）、离子导入仪、纱布块、生理盐水、橡胶带（宽度约 3 cm）、药液	5		

续表

项目		评分标准及细则	分值	扣分及原因	得分
操作质量70分	患者	核对患者身份信息，解释，取得患者理解与配合	5		
		体位舒适合理，暴露颈部；注意保暖，保护隐私	5		
	定位	确定透药部位	5		
	手法	遵医嘱选择药液，用注射器抽吸后，注到纱布块上，以湿透而不滴水为宜	10		
		把浸湿的纱布块平铺到导电板上并敷于患者颈部喉结两侧	10		
		用橡胶带固定好，松紧度适宜	5		
		连接透药仪电源，把频率拨至强档，强度大小适宜	5		
	观察	观察患者局部皮肤有无异常感觉，治疗时间 20 min	10		
	冲洗完毕	取下纱布及导电板，清洁局部皮肤	5		
	整理	协助患者整理衣着，取舒适体位，整理床单位，向患者交代注意事项	5		
		整理用物，洗手；记录，签名	5		
终末质量15分	评价	患者皮肤情况良好，无特殊不适感受；全程体现人文关怀	5		
		记录内容完整	5		
	技能熟练	透药部位、方法正确，熟练	5		
关键缺陷		出现灼伤等意外扣 20 分			

第七节　放血疗法

一、概念

放血疗法是用三棱针（注射针头）直接刺于腧穴，使之出血，达到清热、泻火、祛瘀、通络等作用的一种操作方法。

二、适应证

热证、瘀证、实证。

三、禁忌证

1. 患有血小板减少症、血友病等有出血倾向疾病者禁用。
2. 月经期、妊娠期、醉酒、晕针、晕血者禁用。
3. 贫血、低血压、过度疲劳、饥饿者及中医辨证为虚证患者慎用。

四、评估和观察要点

1. 患者临床表现、年龄。
2. 患者耐受和合作程度等。
3. 放血部位皮肤情况。

五、操作要点

1. 患者取舒适体位，选择放血部位。
2. 消毒皮肤，戴手套。
3. 耳背放血时，须揉搓耳部，使之局部充血，然后将注射针头与皮肤成直角进针，快速浅刺1～3次，见有出血，及时用棉签拭去。
4. 头部、胸腹部、四肢部位放血时，可根据放血部位肌肉丰满程度，捏起局部皮肤，选择直刺或斜刺，避免伤及神经和大的血管。
5. 及时用棉签拭去血液，操作完毕再次消毒局部皮肤。
6. 操作者做好自身防护，避免职业暴露。
7. 放血过程中，注意观察患者有无发生晕血、晕针。

六、指导要点

1. 告知患者操作目的、方法及配合要点。
2. 告知患者放血后24 h内不宜沐浴。
3. 患者出现晕血、晕针等异常情况，遵医嘱协助医生进行处理。

七、注意事项

直接刺破浅表小血管是放血的基本方法；在动脉、大血管及关节屈侧附近的穴位操作时，须谨慎，防止误伤血管和神经。

放血疗法操作规程及评分标准

项目		评分标准及细则	分值	扣分及原因	得分
准备质量15分	护士	仪表大方、举止端庄、态度和蔼；衣帽整齐、洗手、戴口罩	5		
	评估	遵医嘱要求，对患者进行评估，内容包括：临床表现、年龄、放血部位皮肤情况、耐受及配合程度	5		
	物品	中医护理盘（放血疗法盘）、皮肤消毒液、棉签、手套、一次性注射针头	5		
操作质量70分	患者	核对患者身份信息，解释，取得患者理解与配合	5		
		体位舒适合理，暴露放血部位，注意保暖，保护隐私	5		
	定位	再次核对放血部位	5		
	消毒	戴手套，消毒	5		
	手法	用注射针头快速在放血部位刺入1～3次	15		
		刺入深度根据部位不同而异，以能挤出血或能自行出血为度	15		
		及时用棉签拭去血液	5		
		操作完毕再次消毒局部皮肤	5		
	整理	合理安排体位，整理床单位，告知患者注意事项	5		
		整理用物，洗手；记录，签名	5		
终末质量15分	评价	确保患者安全，患者无特殊不适感受，床单、衣物无血迹污染；全程体现人文关怀	5		
		记录内容完整	5		
	技能熟练	手法正确、操作熟练、动作轻巧	5		

第八节 自血疗法

一、概念

自血疗法是抽取患者自体静脉血注入自身穴位，增加长效针感效应，从而刺激所选腧穴，达到祛病、防病目的的一种操作方法。

二、适应证

荨麻疹、瘙痒症、湿疹、皮炎、银屑病、痤疮等。

三、禁忌证

1. 患有血小板减少症、血友病等有出血倾向疾病者禁用。
2. 贫血、低血压、月经期、妊娠期、醉酒、晕针、晕血及过度疲劳饥饿者慎用。

四、评估和观察要点

1. 患者临床表现、年龄、心理状况。
2. 患者耐受和合作程度。
3. 评估操作部位皮肤情况。

五、操作要点

1. 患者取舒适体位（体位要方便选穴和注射），选择穴位及抽血部位。
2. 常规消毒抽血部位及穴位。
3. 注射：将抽取的血液快速依次注入所选腧穴（刺入穴位，待患者感觉酸、麻、沉、胀时再注入，必要时捏起皮肤），每个穴位注入血液 1～1.5 mL，起针并用棉签压迫止血。
4. 自血疗法过程中，注意观察患者面色，有无发生晕血、晕针。

六、指导要点

1. 告知患者操作目的、方法及操作过程中配合的要点。
2. 告知患者自血治疗后 24 h 内不宜沐浴。
3. 出现晕血、晕针等异常情况，及时协助医生进行处理。

七、注意事项

1. 注射前协助患者取合适体位，注射过程中及注射后半小时，注意询问患者有无不适，有无晕血、晕针发生。
2. 操作完毕按压穴位片刻，防止出血。
3. 严格遵守无菌技术操作，操作者自身做好防护，避免职业暴露。

自血疗法操作规程及评分标准

项目		评分标准及细则	分值	扣分及原因	得分
准备质量15分	护士	仪表大方、举止端庄、态度和蔼；衣帽整齐、洗手、戴口罩	5		
	评估	遵医嘱要求，对患者进行评估，内容包括：临床表现、年龄、治疗部位皮肤情况、耐受程度	5		
	物品	中医护理盘（自血疗法）、治疗盘、皮肤消毒液、棉签、5 mL（10 mL）注射器、7号注射针头、止血带	5		
操作质量70分	患者	核对患者身份信息，解释，取得其理解与配合	5		
		体位舒适合理，暴露治疗和抽血部位，注意保暖，保护隐私	5		
	定位	再次核对腧穴，消毒	5		
	消毒	戴手套，消毒	10		
	手法	选择血管并消毒	5		
		按静脉采血标准抽取适量血液	20		
		将抽取血液快速依次注入所选腧穴。得气后（患者有酸、麻、沉、胀感）迅速注入血液1~1.5 mL	5		
		起针，用棉签压迫止血	5		
	整理	合理安排体位，整理床单位，告知患者注意事项	5		
		清理用物，洗手；记录，签名	5		
终末质量15分	评价	床单、衣物无血迹污染；患者无特殊不适感受；全程体现人文关怀	5		
		记录内容完整	5		
	技能熟练	选穴准确，注射手法正确；操作熟练，动作轻巧	5		

第九节　中药（冰硝散）塌渍法

一、概念

中药塌渍法是将中药混匀后装入特制的棉布袋内，外敷于患肢肿胀部位，从而达到清热止痛、利水消肿目的的一种操作方法。

二、适应证

下肢深静脉血栓形成（股肿）。

三、禁忌证

皮肤破损者禁用。

四、评估和观察要点

1. 患者临床表现、既往史。
2. 塌渍部位的皮肤情况。
3. 过敏史、心理状况。

五、操作要点

1. 取芒硝 1 000 g、冰片 10 g 混匀后装入特制的棉布袋内，将药包放于患肢肿胀处，并用中单包裹。
2. 治疗过程中，观察局部皮肤反应，询问患者有无不适，若有不适，停止使用，遵医嘱处理。

六、指导要点

1. 告知患者局部皮肤用药反应。
2. 告知患者可更换塌渍部位应用。
3. 清淡易消化饮食，忌食辛辣刺激食物。
4. 如有不适，及时通知医护人员处理。

七、注意事项

1. 操作环境温度适宜，保护患者隐私。
2. 观察局部皮肤反应。
3. 用中单包裹药包，避免药包接触被褥，造成被褥污染、变硬。
4. 测量并记录肿胀肢体周径。

中药（芒硝散）塌渍法操作规程及评分标准

项目		评分标准及细则	分值	扣分及原因	得分
准备质量 15 分	护士	仪表大方、举止端庄、态度和蔼；衣帽整齐、洗手、戴口罩	5		
	评估	遵照医嘱要求，对患者进行评估，内容包括：临床表现、既往史、药物过敏史、塌渍部位的皮肤情况、心理状况等	5		
	物品	中医护理盘（中药塌渍盘）、中单、手消毒液、软尺、纱布、芒硝 1 000 g、冰片 10 g	5		
操作质量 70 分	患者	核对患者身份信息，解释，取得患者理解与配合	5		
		体位舒适合理，暴露治疗部位；注意保暖，保护隐私	5		
	定位	再次核对，明确塌渍部位；测量治疗前肿胀肢体的周径，记录	10		
	方法	取芒硝 1 000 g、冰片 10 g 混匀后装入特制的棉布袋内，将药包放于患肢肿胀处，并用中单包裹	30		
	观察	观察局部皮肤反应，告知患者每日更换药包，应用过程中可更换治疗部位；询问患者感受	10		
	记录	合理安排体位，整理床单位，告知患者注意事项	5		
		整理用物，洗手；记录，签名	5		
终末质量 15 分	评价	患者皮肤清洁状况良好，无特殊不适感受；全程体现人文关怀	5		
		记录内容完整	5		
	技能熟练	塌渍部位、方法正确；操作熟练，动作轻巧	5		

第十节 中药烫熨疗法

一、概念

中药烫熨疗法是将中药饮片与大青盐混匀后加热，将其用特制棉布袋装好后，放在人体腧穴上热熨，以达到行气活血、散寒止痛、祛瘀消肿目的的一种操作方法。

二、适应证

1. 跌打损伤引起的局部瘀血、肿痛等。
2. 脾胃虚寒引起的胃寒泄泻、脘腹部疼痛、呕吐等。
3. 扭伤引起的腰部不适、行动不便等，以及风湿痹证引起的关节冷痛、麻木、沉重、酸胀等。
4. 尿潴留、便秘。

三、禁忌证

1. 肿瘤、结核病、局部皮肤溃烂、急性出血性疾病患者禁用。
2. 高热及急性炎症等实热证禁用。
3. 孕妇腹部及腰骶部禁用。

四、评估和观察要点

1. 临床表现及既往史。
2. 烫熨部位的皮肤情况。
3. 对热、痛的耐受程度及心理状况。

五、操作要点

1. 协助患者取舒适体位，暴露烫熨部位，冬季应注意保暖，保护隐私。
2. 在烫熨过程中，观察患者对热感的反应及局部皮肤情况，一旦出现水疱，立即停止，报告医生及时处理。
3. 烫熨结束，清洁局部皮肤，协助患者着衣，询问患者有无特殊不适感受。

六、指导要点

1. 烫熨过程中局部皮肤可能产生烧灼、热烫的感觉，如出现小水疱，可不予处理，自行吸收；水疱较大时，可用无菌注射器抽去液体，用无菌纱布覆盖，保持干燥，防止感染。
2. 烫熨过程中如患者有头痛、头晕、恶心、心悸、心慌等不良反应，应立即停止治疗。
3. 操作后观察皮肤情况。

七、注意事项

1. 烫熨前嘱患者排空小便，冬季注意保暖。
2. 烫熨时用毛巾包裹，烫熨温度不宜超过 70 ℃。老年、婴幼儿及感觉障碍者，中药盐袋温度不宜超过 50 ℃，以免烫伤。

3. 操作过程中应保持中药盐袋温度，及时更换或加热。

4. 操作完毕后，记录患者烫熨部位、施灸处皮肤及患者感受等情况。

中药烫熨疗法操作规程及评分标准

项目		评分标准及细则	分值	扣分及原因	得分
准备质量15分	护士	仪表大方、举止端庄、态度和蔼；衣帽整齐、洗手、戴口罩	5		
	评估	按照医嘱要求，对患者进行评估，内容包括：临床表现、既往史、过敏史、烫熨部位的皮肤情况、对热的耐受程度及心理状况等	5		
	物品	中医护理盘（烫熨盘）、治疗卡、恒温箱、中药粉剂、装有大青盐的盐袋、毛巾，必要时备屏风	5		
操作质量70分	患者	核对患者身份信息，解释，取得患者理解与配合	5		
		患者体位舒适合理，暴露烫熨部位，注意保暖，保护隐私	5		
	定位	遵医嘱确定烫熨部位	10		
	施治	将盐袋从恒温箱中取出，温度在 60～70 ℃，根据患者证型加入中药粉剂至盐袋	15		
		将加热后的中药盐袋用毛巾包裹后放在患者烫熨部位，停留 20～30 min	10		
	观察	观察患者对热感的反应，局部皮肤情况，一旦出现水疱，立即停止，报告医生及时处理	10		
	治疗结束	去除中药盐袋，清洁局部皮肤	5		
	整理	合理安排患者体位，整理床单位；告知其注意事项	5		
	记录	清理用物，洗手；记录，签名	5		
终末质量15分	评价	患者局部皮肤情况良好，体位合理，无特殊不适感受；全程体现人文关怀	5		
		记录内容完整	5		
	技能熟练	操作熟练，动作轻巧	5		
关键缺陷		发生烫伤扣 20 分			

第三章　妇产科常用中医护理技术操作规程及评分标准

第一节　新生儿抚触

一、概念

新生儿期指自胎儿娩出脐带结扎时开始至 28 d 之前。

新生儿抚触是指通过抚触者的双手，对新生儿的皮肤各部位进行有次序的、有手法技巧的按摩，让大量温和、良好的刺激通过皮肤感受器传递到中枢神经系统，从而产生一系列生理效应的操作方法。

二、适应证

1. 正常出生的新生儿。
2. 无并发症的早产儿和低体重儿。

三、禁忌证

1. 皮肤外伤、感染的新生儿。
2. 患有严重的皮肤病致皮肤破损的新生儿。
3. 患有严重先天性心脏病及先天性神经系统发育不全的新生儿。
4. 患有出血性疾病的新生儿。

四、评估和观察要点

1. 环境温度适宜。
2. 操作时观察新生儿面色、哭声、皮肤完整性等情况。

五、操作要点

1. 将新生儿平放于铺有消毒浴巾的抚触台上，脱去衣服和纸尿裤。

2. 抚触者温暖双手后，在手心涂以润肤油。

3. 抚触顺序为：头部－胸部－腹部－上肢－手－下肢－脚－背部－臀部，开始时动作应轻柔，然后逐渐增加力度。

4. 抚触过程中应注意观察新生儿的反应，如有肌张力增加、肤色异常、呕吐等则应停止抚触。每个部位的动作重复 6 次，手指、脚趾各重复 2 次。

（1）头面部：①以双手大拇指指腹交替按压眉心；②用双手拇指指腹从眉间往外推压至太阳穴，再从眉弓上一指向外推压至颞骨；③双手拇指指腹分别自下颌正中处向外上滑动至耳垂，画出一个微笑状；④一手托住新生儿头部，另一手的指腹画大、中、小三个半圈抚触一侧头部，避开囟门。换手，同法抚触另一侧。

（2）胸部：双手放在新生儿两侧肋缘，右手示指和中指并拢，用指腹向上滑向右肩，避开乳头，复原。左手以同法在对侧进行。最后在胸部画个大叉。

（3）腹部：双手指腹并拢，按右下腹－上腹部－左下腹的顺序顺时针画半圆。避开脐部和膀胱。

（4）四肢：①将新生儿的双手臂下垂，先用一只手握住新生儿的手，另一只手从肩部滑行至手腕，双手交替进行，然后自上而下轻柔地揉捏；②用双手拇指交替抚摸新生儿的手掌心，其余四指交替抚摸手背，用拇指、示指和中指自新生儿每个手指根部轻轻抚触至指尖，同样手法抚触对侧；③先用一只手握住新生儿的脚，另一只手从大腿根部内侧滑行至脚踝，双手交替进行，然后自上而下轻柔地揉捏；④双手的四指放在新生儿的脚面，用双手拇指自足跟底部轻轻抚触至脚踝关节处。用双手的示指及中指的指腹抚触足背。用拇指、示指和中指轻轻揉捏新生儿每个脚趾，同样手法抚触对侧。

（5）背部：①横向抚触，即以脊椎为中线，双手分别平行放在脊椎两侧，双手与脊椎成直角，自新生儿颈部向下轻轻抚触两侧的肌肉至臀部；②纵向抚触，即以脊椎为中线，双手分别平行放在脊椎两侧，自新生儿的颈部沿脊柱两侧向下滑行至臀部。

（6）臀部：双手轻轻自臀裂顶点同时向两侧做半圆状滑揉。

5. 应通过柔和的目光和语言等与新生儿进行情感交流。

六、指导要点

1. 教会家长新生儿抚触的手法及步骤。

2. 手法轻柔，新生儿感觉舒适。

七、注意事项

1. 抚触应选择在两次喂奶之间、午睡醒后或晚上睡前，新生儿状态为不疲倦、不饥饿、不烦躁。在沐浴后，新生儿清醒时操作较好。

2. 每次抚触 15～20 min，每日 1～2 次。

3. 如果是早产儿，应在温度适宜的环境中进行抚触，体温不稳定者应在暖箱内抚触。

新生儿抚触疗法操作规程及评分标准

<table>
<tr><th colspan="2">项目</th><th>评分标准及细则</th><th>分值</th><th>扣分及原因</th><th>得分</th></tr>
<tr><td rowspan="4">准备质量15分</td><td>护士</td><td>仪表大方、举止端庄、态度和蔼；衣帽整齐、洗手、戴口罩。摘掉胸卡、表，前胸口袋内无物</td><td>5</td><td></td><td></td></tr>
<tr><td rowspan="2">评估</td><td>和家长共同核对新生儿的腕带和胸牌信息是否一致</td><td>2.5</td><td></td><td></td></tr>
<tr><td>遵照医嘱要求，对新生儿进行评估，内容包括：环境温度、窒息史、婴儿面色、哭声等情况</td><td>2.5</td><td></td><td></td></tr>
<tr><td>物品</td><td>室温计、浴巾、纸尿裤、润肤油、清洁衣物、手消毒液</td><td>5</td><td></td><td></td></tr>
<tr><td rowspan="8">操作质量70分</td><td>体位</td><td>体位舒适合理，注意保暖</td><td>5</td><td></td><td></td></tr>
<tr><td>核对</td><td>再次核对新生儿身份信息</td><td>5</td><td></td><td></td></tr>
<tr><td rowspan="2">手法</td><td>将新生儿平放于铺有消毒浴巾的抚触台上，脱去衣服和纸尿裤，检查全身情况</td><td>10</td><td></td><td></td></tr>
<tr><td>取适量润肤油在手心匀开，抚触顺序为头部－胸部－腹部－上肢－手－下肢－脚－背部－臀部，要求动作到位，开始轻柔，然后逐渐加力，动作连贯熟练</td><td>30</td><td></td><td></td></tr>
<tr><td>观察</td><td>观察新生儿的反应，如肤色、是否有呕吐等</td><td>5</td><td></td><td></td></tr>
<tr><td>完毕</td><td>为新生儿穿衣，更换纸尿裤。核对身份信息无误后，将其放入婴儿床，与家属再次确认交接</td><td>5</td><td></td><td></td></tr>
<tr><td rowspan="2">整理</td><td>合理安排新生儿体位，向家属交代注意事项</td><td>5</td><td></td><td></td></tr>
<tr><td>整理用物，洗手，记录，签名</td><td>5</td><td></td><td></td></tr>
<tr><td rowspan="3">终末质量15分</td><td rowspan="2">评价</td><td>新生儿无特殊不适感受，全程体现人文关怀</td><td>5</td><td></td><td></td></tr>
<tr><td>记录内容完整</td><td>5</td><td></td><td></td></tr>
<tr><td>技能熟练</td><td>手法正确，操作熟练、动作轻柔，婴儿舒适</td><td>5</td><td></td><td></td></tr>
</table>

第二节 双乳手指点穴法

一、概念

双乳手指点穴是在产妇乳房及乳房周边腧穴上，运用点、按、揉等不同手法，促进乳腺导管通畅，促使乳汁分泌的一种中医操作方法。

二、适应证

产后泌乳不足或因乳腺管不通引起的乳房胀痛。

三、禁忌证

1. 乳腺炎脓肿形成期。
2. 乳房皮肤溃烂。

四、评估和观察要点

1. 临床表现、证型、既往史及心理状况。
2. 双乳皮肤的完整性、泌乳情况及乳头情况。
3. 环境温度适宜，保护隐私。

五、操作要点

1. 产妇取平卧位，暴露双乳，用 38~41 ℃ 的热毛巾热敷双乳 5 min，注意保暖。
2. 产妇背部垫治疗巾及干毛巾以免弄湿衣物，戴防护镜，戴无菌手套，双手涂抹润肤油。
3. 刺激乳头，用拇指和示指按压乳晕外侧，并沿乳腺管走向对乳房体进行轻柔的按摩，疏通乳腺。
4. 运用点、按、揉等手法按摩乳房周边穴位，如膻中、神封、灵墟、步廊、缺盆、屋翳、膺窗、乳根、天溪等穴位。单侧乳房按摩点穴时间为 15~20 min。

六、指导要点

1. 选择腧穴部位准确，点、按、揉等按摩手法正确，力度适中。
2. 乳房胀痛感减轻，泌乳通畅。

七、注意事项

1. 环境温度适宜，关闭门窗，注意保护隐私。
2. 用力均匀，禁用暴力，防止损伤乳腺组织。

双乳手指点穴法操作规程及评分标准

项目		评分标准及细则	分值	扣分及原因	得分
准备质量15分	护士	仪表大方、举止端庄、态度和蔼；衣帽整齐、修剪指甲、洗手、戴口罩	5		
	评估	核对产妇身份信息、解释，取得患者理解与配合。评估内容：乳房皮肤、泌乳情况及心理状况等；环境温度为24～26 ℃	5		
	物品	中医护理盘（点穴盘）、手消毒液、润肤油、治疗巾、小毛巾2条、无菌手套、室温计、防护镜	5		
操作质量70分	产妇	产妇取平卧位，暴露双乳，保护隐私	5		
		用热毛巾（38～41 ℃）热敷双乳5 min，注意保暖	5		
	核对	再次核对产妇身份信息	5		
	手法	产妇背部垫治疗巾及干毛巾，护士戴防护镜，戴无菌手套，双手涂抹润肤油	5		
		刺激乳头，用拇指和示指按压乳晕外侧，挤出多余乳汁，沿乳腺管走向进行轻柔的按摩，同法应用另一侧乳房	10		
		腧穴定位准确及乳房按摩手法适当	10		
		力度适中，单侧乳房点穴时间为15～20 min	10		
	观察	随时询问产妇对手法的感觉，及时调整或停止操作	5		
	完毕	清洁局部皮肤、擦干、协助穿衣	5		
	整理	整理床单位，合理安排产妇体位。告知其注意事项	5		
	记录	整理用物，洗手；记录，签名	5		
终末质量15分	评价	产妇体位合理，无不适感受；全程体现人文关怀	5		
		记录内容完整	5		
	技能熟练	选穴正确，操作熟练，动作轻巧，力度均匀	5		
关键缺陷		出现乳腺组织损伤等意外扣20分			

第三节 双乳中药塌渍法

一、概念

双乳中药塌渍法是将多味中药粉碎混匀后装入特制的棉布袋，浸湿加热后敷于双侧乳房，通过湿热敷的作用渗透皮肤腠理，从而达到疏肝解郁、通络下乳作用的一种中医操作方法。

二、适应证

产后泌乳不足或因乳腺管不通引起的乳房胀痛。

三、禁忌证

1. 乳腺炎脓肿形成期。
2. 局部皮肤溃烂和皮肤过敏的患者。

四、评估和观察要点

1. 主要临床表现、既往史、过敏史及患者心理状况。
2. 双乳皮肤完整性。

五、操作要点

1. 环境温度适宜，患者平卧位，注意保暖，保护隐私。
2. 暴露双侧乳房，用湿热毛巾覆盖，将加热后的药袋放在毛巾上，再用一次性塑料薄膜覆盖。时间 30 min 为宜。
3. 塌渍完毕，清洁、擦干局部皮肤，观察局部皮肤有无过敏、破溃、烫伤。

六、指导要点

1. 塌渍包温度不可过高，45～50 ℃为宜。
2. 治疗期间避免污染衣物、床单位。

七、注意事项

1. 塌渍过程中，观察患者反应，若有不适，立即停止，报告医生，协助处理。
2. 塌渍包不宜过热，温度适宜，以防烫伤。

3. 嘱患者治疗后休息 30 min 方可外出，防止受凉。

双乳中药塌渍法操作规程及评分标准

项目		评分标准及细则	分值	扣分及原因	得分
准备质量15分	护士	仪表大方、举止端庄、态度和蔼；衣帽整齐、洗手、戴口罩	5		
	评估	核对患者身份信息，解释，取得患者理解与配合	5		
		遵照医嘱要求，对患者进行评估，内容包括：临床表现、既往史、药物过敏史、塌渍部位的皮肤情况、心理状况等	5		
操作质量70分	物品	中医护理盘（中药塌渍盘）、药物、微波炉、微波炉专用加热器具、温湿毛巾、一次性塑料薄膜等	5		
	体位	患者取平卧位，暴露双侧乳房，注意保暖，保护隐私	10		
	核对	再次核对患者信息	5		
	流程	暴露双侧乳房，双侧乳房用温热毛巾覆盖，将加热后的药袋放在双侧乳房上，再用一次性塑料薄膜覆盖	15		
		温度、药量适宜，塌渍时间 30 min	10		
	观察	观察药液温度及局部皮肤变化，询问患者有无不适	10		
	完毕	清洁局部皮肤，擦干，协助患者穿衣	5		
	整理记录	合理安排患者体位，整理床单位；告知其注意事项	5		
		整理用物，洗手；记录，签名	5		
终末质量15分	评价	乳房胀痛程度、药温及患者感受。全程体现人文关怀	5		
		记录内容完整	5		
	技能熟练	塌渍方法正确，操作熟练	5		

第四章　儿科常用中医护理技术操作规程及评分标准

第一节　小儿中药熏蒸疗法

一、概念

小儿中药熏蒸疗法是将药物煎汤，通过医疗设备的汽化功能和药物的热辐射作用，进行局部或全身性熏蒸，以促进经络疏通，调和气血，从而达到治疗疾病的一种操作方法。

二、适应证

小儿感冒、咳嗽、紫癜、五迟、五软、五硬（脑性瘫痪）、风湿、类风湿性关节炎等。

三、禁忌证

1. 合并高血压、心脏病、皮肤病的患儿。
2. 皮肤破损的患儿。

四、评估和观察要点

1. 临床表现、既往史及过敏史。
2. 患儿皮肤情况。
3. 患儿意识、年龄状况。
4. 患儿对热的耐受程度、有无感知觉异常等。

五、操作要点

1. 调节室内温度，冬季以 26～28 ℃为宜，注意保暖。
2. 检查熏蒸床温度，并根据患儿情况随时调节，避免烫伤患儿。

3. 熏蒸过程中，随时观察患儿面色、生命体征，有无烦躁、哭闹，询问患儿及其家属有无头晕、心慌、恶心等不适，并及时给予处理。

六、指导要点

1. 熏蒸前后患儿可适当补充水分，勿在患儿过饥或过饱时熏蒸。

2. 患儿出现烦躁、哭闹、面色发白、头晕、恶心、汗出过多等情况，应及时告知医生进行处理。

3. 熏蒸后患儿需要在熏蒸室休息，汗退后方可离开，注意避风寒。

七、注意事项

1. 保持熏蒸室内空气流通。

2. 保护患儿隐私。

3. 定期检查熏蒸槽内药液量，保持液面在探针末端上两横指处，注意定时清洁探针。

小儿中药熏蒸疗法操作规程及评分标准

项目		评分标准及细则	分值	扣分及原因	得分
准备质量15分	护士	仪表大方、举止端庄、态度和蔼；衣帽整齐、洗手、戴口罩	5		
	评估	遵医嘱对患儿进行评估，内容包括：临床表现、既往史、过敏史、皮肤情况、患儿意识、年龄等	5		
	物品	中医护理盘、中药熏蒸治疗仪（熏蒸床）、熏蒸药液、一次性中单、大浴巾、小方巾，必要时备屏风	5		
操作质量70分	患儿	核对患儿身份信息，解释，取得患儿及其家属的理解与配合	5		
		再次核对患儿熏蒸部位	5		
	检查	检查熏蒸床各个装置及通电、供水系统是否完好	5		
	调节	打开熏蒸床电源，调节蒸汽至所需温度，一般为38～42 ℃，铺一次性治疗巾	10		
	熏蒸	蒸汽温度适宜后，协助患儿脱去衣物，将患儿放置在熏蒸床内，摆好体位，头部暴露在外，记录熏蒸开始时间	15		
	观察	熏蒸时间为 30 min；熏蒸过程中随时观察蒸汽温度、患儿面色、生命体征，有无烦躁、哭闹，询问患儿及其家属有无头晕、心慌、恶心等不适	10		

续表

项目		评分标准及细则	分值	扣分及原因	得分
操作质量70分	结束	熏蒸结束，记录时间。协助患儿离开熏蒸床，用浴巾包裹患儿，为其擦干皮肤，穿衣	10		
	整理记录	关闭熏蒸床电源，清洁消毒，告知患儿及其家属注意事项	5		
		整理用物，洗手，签名，记录	5		
终末质量15分	评价	熏蒸温度适宜，患儿无不适，全程体现人文关怀	5		
		记录内容完整	5		
	技能熟练	熏蒸方法正确，操作熟练	5		
关键缺陷		发生烫伤扣20分			

第二节　小儿中医定向透药疗法

一、概念

小儿中医定向透药疗法是通过经穴脉冲治疗仪，将中药通过皮肤透入局部组织，达到活血化瘀、消肿定痛、疏通经络目的的一种操作方法。

二、适应证

咳嗽、哮喘、肺炎喘嗽、泄泻等病证。

三、禁忌证

高热、皮肤溃烂者禁用；过敏体质及皮肤对中药过敏者慎用。

四、评估和观察要点

1. 临床表现、过敏史、既往史。
2. 取穴部位的皮肤情况。
3. 患儿的体温，对热的敏感程度。
4. 患儿年龄、体质及心理状况。

五、操作要点

1. 检查仪器的功能状态是否正常。

2. 取穴正确。

3. 根据年龄和季节不同选择合适的工作参数，时间为 20 min，温度为 37～38 ℃，强度为 2～5 W。

六、指导要点

1. 患儿取舒适的体位，如坐位或俯卧位，冬季注意保暖。

2. 正常时治疗部位有轻微的温热感。

3. 治疗后，治疗部位皮肤微红属正常现象。

七、注意事项

1. 在治疗过程中，如仪器出现报警声，及时排查，并进行重新设置。

2. 治疗结束后把贴片及时去除，清洁皮肤，避免刺激皮肤，污染衣物。

3. 观察患儿局部及全身情况，如发现皮肤有红疹、瘙痒、水疱等现象，应立即停止治疗，并报告医生，遵医嘱配合处理。

小儿中医定向透药疗法操作规范及评分标准

项目		评分标准及细则	分值	扣分及原因	得分
准备质量 15分	护士	仪表大方、举止端庄、态度和蔼；衣帽整齐、洗手、戴口罩	5		
	评估	遵医嘱要求，对患儿进行评估，内容包括：临床表现、既往史、过敏史、取穴部位的皮肤情况、患儿的体温、对热的敏感程度、年龄和体质状况	5		
	物品	中医护理盘、经穴脉冲导入仪、中药电极片、纱布、弯盘，必要时备浴巾、屏风等	5		
操作质量 70分	患儿	核对患儿身份信息，解释，取得患儿及其家属的理解与配合	5		
		暴露取穴部位，注意保暖，保护隐私	5		
	定位	遵医嘱确定取穴部位，定位准确	5		
	治疗	设置温度、强度与时间	20		
		取穴正确，贴电极片	10		
	观察	随时观察患儿病情变化，询问有无不适	10		
	完毕	去电极片、清洁局部皮肤，保暖	5		
	整理记录	协助患儿穿衣，将其护送回病房，告知患儿及其家属注意事项	5		
		整理用物，洗手；记录，签名	5		

续表

项目		评分标准及细则	分值	扣分及原因	得分
终末质量15分	评价	取穴正确，体位合理，关注患儿感受，体现人文关怀	5		
		记录内容准确完整	5		
	技能熟练	操作正确、熟练，动作轻巧	5		
关键缺陷		取穴不准确，每穴扣 10 分			

第三节　小儿穴位贴敷疗法

一、概念

小儿穴位贴敷疗法是将中药研末，加赋形剂后调成糊状，施于皮肤、孔窍、腧穴及病变部位的治病方法。

二、适应证

发热、咳嗽、肺炎喘嗽、哮喘、泄泻、厌食、盗汗、口疮、遗尿等小儿病症。

三、禁忌证

皮肤过敏者、局部皮肤有水疱者、有丘疹者。

四、评估和观察要点

1. 临床表现、既往史及过敏史。
2. 贴敷部位的皮肤情况。
3. 患儿年龄、心理状况。

五、操作要点

1. 核对患儿姓名、诊断；协助患儿取舒适体位，暴露贴敷部位，检查局部皮肤情况，注意保暖。

2. 贴敷后观察患儿局部皮肤情况，如出现皮肤发红，起丘疹、水疱或瘙痒、糜烂等情况，及时停止用药，报告医生进行处理。

3. 贴敷期间忌食辛辣、生冷食物。

六、指导要点

1. 告知患儿及其家属贴敷过程中如有不适及时告知护士。
2. 贴敷期间避免洗浴。
3. 贴敷期间忌食辛辣、生冷食物。

七、注意事项

1. 贴药的时间一般视患儿年龄大小、部位、病情而定。
2. 药物现配现用，久之易干。

小儿穴位贴敷疗法操作规程及评分标准

项目		评分标准及细则	分值	扣分及原因	得分
准备质量15分	护士	仪表大方、举止端庄、态度和蔼；衣帽整齐、洗手、戴口罩	5		
	评估	遵医嘱要求，对患儿进行评估，内容包括：临床表现、既往史、过敏史，贴敷部位的皮肤情况、年龄、心理状况等	5		
	物品	治疗盘、治疗本、药贴、温水、棉签、弯盘、必要时备浴巾、胶布、屏风等	5		
操作质量70分	患儿	核对患儿身份信息，解释，取得患儿及其家属的理解与配合	5		
		体位舒适合理，暴露贴药部位，保暖，必要时用屏风遮挡	5		
	定位	核对医嘱，选择贴药穴位	10		
	贴敷	清洁局部皮肤，范围应大于贴敷面积	5		
		再次核对医嘱	5		
		将药贴敷于选定穴位	10		
	观察	观察局部皮肤有无水疱、红肿等过敏反应，询问患儿有无不适，发现异常及时处理	20		
	整理记录	协助患儿整理衣着，合理安排患儿体位，整理床单位，告知患儿及其家属注意事项	5		
		整理用物，洗手；记录，签名	5		

项目		评分标准及细则	分值	扣分及原因	得分
终末质量15分	评价	患儿皮肤情况良好，无特殊不适感受，全程体现人文关怀	5		
		记录内容完整	5		
	技能熟练	选穴准确，操作熟练、动作轻巧	5		
关键缺陷		选穴不准确，每穴扣 10 分。			

第四节　小儿水疗法

一、概念

小儿水疗法是利用不同温度、不同成分的水，以不同形式作用于人体，达到治疗疾病、促进康复目的的一种物理疗法。

二、适应证

小儿脑瘫、智力低下、各种脑炎、脑膜炎后遗症，脑外伤、脊髓损伤等。

三、禁忌证

发热、咳嗽、感冒、泄泻、传染病、皮肤破损者。

四、评估和观察要点

1. 临床表现、年龄、心理状况。
2. 全身皮肤情况。
3. 是否有发热、腹泻、咳嗽等不适。

五、操作要点

1. 调节室内温度，冬季为 26～28 ℃，注意保暖。
2. 将患儿放入水中时动作应缓慢，避免造成患儿紧张。
3. 水疗时不可离开患儿，避免患儿动作过大造成呛水。

六、指导要点

1. 操作前协助患儿排空大小便，避免患儿在过饥、过饱的状态下治疗。

2. 水疗过程中嘱患儿家长与患儿游戏交流，保持患儿心情愉悦。

3. 水疗后患儿应在治疗室内休息片刻，汗退后方可离开，注意避风寒，防止感冒。

七、注意事项

1. 水疗过程中，不得改变水温或水量。

2. 水疗过程中，观察患儿面色，以及有无呛水、烦躁、哭闹等情况。

3. 水疗时间以 10～20 min 为宜，不可时间过久，避免患儿劳累。

小儿水疗法操作规程及评分标准

项目		评分标准及细则	分值	扣分及原因	得分
准备质量15分	护士	仪表大方、举止端庄、态度和蔼；衣帽整齐、洗手、戴口罩	5		
	评估	遵医嘱对患儿进行评估，内容包括：临床表现、年龄、体质、全身皮肤情况、有无发热、腹泻、咳嗽等	5		
	物品	水疗仪、水温计、婴幼儿游泳圈、浴巾、小毛巾	5		
操作质量70分	患儿	核对患儿身份信息，解释，取得患儿及其家属的理解与配合	5		
		协助患儿脱去外衣，水疗前排空大小便，注意保暖，保护隐私	5		
	检查	检查水疗仪各个装置及通电、供水系统是否完好，检查游泳圈充气情况，有无漏气	10		
	调节	注水，调节水温，水温以 34～38 ℃为宜。打开水疗仪功能键	10		
	治疗	协助脱去患儿衣着，将游泳圈套于患儿颈部，将小毛巾置于颈部与游泳圈缝隙，抱起患儿，使其面朝向操作者，将患儿缓慢放入水中	20		
	观察	水疗过程中，观察患儿面色，以及有无呛水、烦躁、哭闹等情况	5		
	结束	将患儿抱出水面，去除小毛巾和游泳圈，用浴巾包裹患儿，并为其擦干皮肤，协助其穿衣	5		
	整理记录	关闭水疗仪功能键，打开排水阀，整理用物，告知患儿及其家属注意事项	5		
		清洁消毒水疗仪、游泳圈，记录，签名	5		

项目		评分标准及细则	分值	扣分及原因	得分
终末质量15分	评价	操作轻柔、安全，患儿舒适，全程体现人文关怀	5		
		记录内容完整	5		
	技能熟练	水疗方法正确，操作熟练，动作轻巧	5		
关键缺陷		发生呛水扣 20 分			

第五节　小儿肾脏穴位理疗法

一、概念

小儿肾脏穴位理疗法是根据中医经络学的基本理论，选用特定的穴位，运用现代毫米波技术全面改善机体免疫力，减轻变态反应；同时通过超低频电脉冲技术刺激人体腧穴，激发经络之气，调整脏腑功能的一种中医操作方法。

二、适应证

肾病、紫癜肾、尿血、蛋白尿等。

三、禁忌证

施穴部位皮肤破损者、过敏体质者。

四、评估和观察要点

1. 临床表现、既往史及过敏史。
2. 理疗部位的皮肤情况。
3. 患儿的耐受程度。

五、操作要点

1. 检查理疗穴位皮肤情况，注意保暖，保护隐私。
2. 腧穴定位准确。
3. 根据患儿的耐受程度调节强度。
4. 操作结束后及时去除贴片，清洁操作部位皮肤。

六、指导要点

1. 局部感觉轻微刺痛是正常现象。
2. 治疗过程中勿随意调节理疗仪。

七、注意事项

1. 输入电流强度视患儿体质、治疗穴位及病情而定。
2. 治疗过程中，随时观察患儿的反应，如有不适，及时报告医生进行处理。

小儿肾脏穴位理疗法操作规程及评分标准

项目		评分标准及细则	分值	扣分及原因	得分
准备质量15分	护士	仪表大方、举止端庄、态度和蔼；衣帽整齐、洗手、戴口罩	5		
	评估	遵医嘱要求，对患儿进行评估，内容包括：临床表现、既往史、理疗部位的皮肤情况、患儿耐受程度	5		
	物品	理疗仪、电极片、纱布	5		
操作质量70分	患儿	核对患儿身份信息、解释，取得患儿及其家属的理解与配合	5		
		体位舒适合理，暴露取穴部位；注意保暖，保护隐私	5		
	定位	再次核对；确定理疗穴位	10		
	操作	取穴正确，贴电极片	10		
		设置仪器强度为 5～100 Hz，时间为 32 min	15		
	观察	观察患儿的反应，及时询问有无不适	10		
	完毕	分离导联线，摘除电极片，用干纱布擦拭粘贴电极片处皮肤	5		
	整理记录	整理患儿衣着，合理安排患儿体位，整理床单位；告知患儿及其家属注意事项	5		
		整理用物，洗手，记录，签名	5		
终末质量15分	评价	患儿皮肤清洁状况良好、无特殊不适感受；全程体现人文关怀	5		
		记录内容完整	5		
	技能熟练	理疗穴位准确；操作熟练，动作轻巧	5		
关键缺陷		取穴不准，每穴扣 10 分			

第六节　小儿中药热奄包贴敷疗法

一、概念

小儿中药热奄包贴敷疗法是将药物制成药液，或调制成药糊、药泥等剂型，涂抹、湿敷于体表局部或穴位处的一种操作方法。常使用具有清热解毒、温中止泻、活血消肿、止咳平喘、利尿缩尿、燥湿收敛等各种功效的药物。

二、适应证

小儿泄泻、胃肠炎、肠痉挛、紫癜腹痛、关节肿痛、类风湿性关节炎、疮疡疔肿、跌打损伤等病症。

三、禁忌证

皮肤破溃者禁用；有过敏体质及皮肤对中药过敏者慎用。

四、评估和观察要点

1. 临床表现、既往史及过敏史。
2. 贴敷部位的皮肤情况。
3. 对热的耐受程度。
4. 患儿年龄、心理状况。

五、操作要点

1. 遵医嘱确定贴药穴位，定位准确。
2. 遵医嘱，将所需药糊均匀摊于塑料纸上制成药包，加热至适宜温度，一般以 38～40 ℃为宜，防止烫伤。
3. 将温度适宜的药包敷于相应穴位。
4. 用宽纸胶布固定，松紧适宜，美观、牢固。
5. 观察药膏贴敷情况，询问患儿有无不适。

六、指导要点

告知患儿贴敷过程中，皮肤出现微红灼热属于正常现象。

七、注意事项

1. 贴药的时间视年龄和病情而定，一般以 2～4 h 为宜。

2. 观察患者局部及全身情况，如发现皮肤有红疹、瘙痒、水疱等现象，应立即停止治疗，报告医生，遵医嘱配合处理。

3. 注意保暖，勿使患儿受凉。

小儿中药热奄包贴敷疗法操作规程及评分标准

项目		评分标准及细则	分值	扣分及原因	得分
准备质量 15分	护士	仪表大方、举止端庄、态度和蔼；衣帽整齐、洗手、戴口罩	5		
	评估	遵医嘱要求，对患者进行评估，内容包括：临床表现、既往史、药物过敏史、贴药部位的皮肤情况、对热的耐受程度、心理状况等	5		
	物品	中医护理盘、研磨的中药粉、蜂蜜、一次性塑料膜、宽纸胶布、生理盐水棉球、治疗卡、陶瓷缸、微波炉	5		
操作质量 70分	药物准备	根据敷药面积取大小合适的塑料纸，将调制好的中药糊均匀摊于塑料纸上制成药包，或用大小适宜的膏药贴代替，微波加热至适宜温度	15		
	患儿	核对患儿身份信息，解释，取得患儿及其家属的理解与配合	5		
		体位舒适合理，暴露贴药部位，注意保暖，保护隐私	5		
	定位	遵医嘱再次核对贴药穴位	5		
	清洁皮肤	清洁皮肤，范围应大于贴膏药部位	5		
	贴药	用手腕部感触膏药的温度，让家长感觉不烫时再将膏药贴于穴位上，并观察和询问患儿的感受	5		
	固定	用宽纸胶布固定，松紧适宜，美观、牢固	10		
	观察	观察药膏贴敷情况，询问患儿有无不适	5		
	贴毕	协助患儿整理衣着，合理安排患儿体位	5		
	整理	整理床单位，告知患儿及其家属注意事项	5		
	记录	整理用物，洗手；记录，签名	5		
终末质量 15分	评价	敷药部位准确、皮肤清洁情况良好、患儿无特殊不适感受；全程体现人文关怀	5		
		记录内容准确完整	5		
	技能熟练	贴敷方法、部位正确；操作熟练，动作轻巧	5		
关键缺陷		发生烫伤扣20分			

第七节　小儿经络导平疗法

一、概念

小儿经络导平疗法是根据中医的经络和阴阳学说，结合现代生物电子运动平衡理论，使用数千伏的高电压脉冲电流，通过对人体中运行的生物电子进行激励导活，从而达到通调经脉、平衡阴阳等目的的一种操作方法。

二、适应证

五迟、五软、五硬（脑性瘫痪）、痿证、脑外伤等。

三、禁忌证

有感染性炎症者、皮肤有严重破损者。

四、评估和观察要点

1. 临床表现、既往史及过敏史。
2. 施穴部位的皮肤情况。
3. 患儿对电疗刺激的耐受程度。
4. 患儿年龄、体质及心理状况。

五、操作要点

1. 协助患儿取舒适体位，暴露理疗部位，检查局部皮肤情况，注意保暖。
2. 定位准确。
3. 根据患儿的年龄、耐受程度调节时间和强度。

六、指导要点

1. 告知患儿理疗过程中有轻微的刺痛感属于正常现象。
2. 治疗过程中勿自行调节理疗仪。

七、注意事项

1. 注意保暖，防止患儿受凉。
2. 治疗结束后及时去除电极片，避免刺激皮肤。

小儿经络导平疗法操作规程及评分标准

项目		评分标准及细则	分值	扣分及原因	得分
准备质量15分	护士	护士仪表大方、举止端庄、态度和蔼；衣帽整齐、洗手、戴口罩	5		
	评估	遵医嘱对患儿进行评估，内容包括：临床表现、既往史、过敏史、施穴部位的皮肤情况、对电疗刺激的耐受程度、年龄、体质、心理状况等	5		
	物品	中医护理盘、经络导平治疗仪、电极片、纱布、温水	5		
操作质量70分	患儿	核对患儿的身份信息，解释，取得患儿及其家属的理解与配合	5		
		患儿体位合理舒适，暴露取穴部位，注意保暖，保护隐私	5		
	定位	再次核对患儿的身份信息；确定腧穴部位	10		
	治疗	插电源，开电源开关，检查机器性能完好	10		
		擦拭局部皮肤，粘贴电极片	10		
		调整各参数，根据患儿情况设置仪器强度，时间为20 min，启动治疗	5		
	观察	观察询问患儿有无不适	10		
	结束	摘除电极片，清洁局部皮肤	5		
	整理记录	协助患儿整理衣着，合理安排患儿体位，整理床单位，告知患儿及其家属注意事项	5		
		整理用物，洗手；记录，签名	5		
终末质量15分	评价	患儿皮肤情况良好，无特殊不适感受，全程体现人文关怀	5		
		记录内容完整	5		
	技能熟练	选穴准确；操作熟练，动作轻巧	5		
关键缺陷		选穴不准确，每穴扣10分			

第八节　小儿耳穴贴压法

一、概念

小儿耳穴贴压法是用胶布将药豆或磁珠准确地粘贴于耳穴处，给予适度的揉、按、捏、压，使其产生热、麻、胀、痛等刺激，达到治疗目的的一种操作方法。

二、适应证

解除或缓解各种急、慢性疾病的临床症状，常用于小儿厌食、咳嗽、惊风、近视、遗尿、鼻渊、紫癜、水肿、尿浊等。

三、禁忌证

耳部皮肤有炎症、冻伤或溃烂者禁用。

四、评估和观察要点

1. 临床表现、既往史及过敏史。
2. 耳部的皮肤情况。
3. 患儿对疼痛的耐受程度。
4. 患儿年龄、心理状况。

五、操作要点

1. 协助患儿取舒适体位，暴露耳穴部位。
2. 遵医嘱，探查耳穴。
3. 严格消毒，消毒范围为整个耳郭区域。
4. 在选好的耳穴上贴压并按、揉，观察局部皮肤，询问患儿感受。

六、指导要点

1. 教会患儿及其家属正确的按压方法，每天按压 2～3 次，每次每穴按压1～2 min，力度以患儿能耐受为度。

2. 告知患儿及其家属，耳穴贴压部位出现热、麻、胀、痛等感觉属正常现象。如耳部皮肤出现红、肿、破溃等情况时，应及时告知医生进行处理。

81

七、注意事项

1. 贴压耳穴注意防水，以免脱落。
2. 观察患儿情况，若有不适应立即停止，并通知医生配合处理。
3. 常规操作以单耳为宜，夏季可留置1～3 d，冬季留置7～10 d，两耳可交替使用。

小儿耳穴贴压法操作规程及评分标准

项目		评分标准及细则	分值	扣分及原因	得分
准备质量15分	护士	仪表大方、举止端庄、态度和蔼；衣帽整齐、洗手、戴口罩	5		
	评估	临床表现、既往史、过敏史、取穴部位的皮肤情况、对疼痛的耐受程度、患儿年龄、心理状况等	5		
	物品	治疗盘、耳豆板（王不留行籽）、棉签、镊子、胶布、酒精、探棒、弯盘	5		
操作质量70分	患者	核对患儿身份信息，解释，取合适体位	10		
	定位	遵医嘱取穴。手持探棒自耳轮由上而下在选区内寻找耳穴的敏感点，并询问患儿感受	15		
	贴压	再次核对患儿的身份信息，洗手，消毒局部皮肤	10		
		一手用镊子夹取耳豆板上的耳豆，另一手固定耳郭，对准穴位进行贴压，由轻到重按压，并询问患儿感受	15		
	观察	观察耳穴贴是否固定良好	10		
	整理记录	协助患儿整理衣着，合理安排患儿体位，整理床单位，告知患儿及其家属注意事项	5		
		整理用物，洗手；记录，签名	5		
终末质量15分	评价	患儿体位合理，皮肤情况良好，无特殊不适感受，全程体现人文关怀	5		
		记录内容完整	5		
	技能熟练	运用操作方法正确，动作熟练，用力均匀	5		
关键缺陷		选穴不准，每穴扣10分			

第九节　小儿电艾灸仪疗法

一、概念

小儿电艾灸仪疗法是运用艾灸治疗仪，将艾绒药包在体表的穴位上温熨、磁疗，借艾灸仪器的热力以及药物的作用，通过经络的传导，以起到温通气血、扶正祛邪的作用，达到防治疾病目的的一种中医操作方法。

二、适应证

小儿肾病、紫癜、感冒、咳嗽、泄泻、厌食、遗尿等。

三、禁忌证

1. 实热症或阴虚发热者不宜施灸。
2. 颜面处、大血管部位不宜施灸。

四、评估和观察要点

1. 主要临床表现、既往史及过敏史。
2. 患儿对艾灸气味的接受程度。
3. 艾灸部位的皮肤情况。
4. 患儿对热的耐受程度。
5. 患儿的年龄、心理状况。

五、操作要点

1. 协助患儿取舒适体位，暴露施灸部位，定位准确。
2. 检查局部皮肤情况，注意保暖。
3. 设置夏季温度为 40～43 ℃，冬季温度为 43～45 ℃，温度不可过高，防止烫伤。
4. 操作结束后清洁操作部位皮肤。

六、指导要点

1. 施灸前后患儿可适当补充水分。
2. 不要随意调节艾灸仪的温度和时间。

七、注意事项

1. 注意室内温度的调节，保持室内空气流通。

2. 施灸过程中询问患儿有无灼痛感，及时调整温度，防止灼伤皮肤。

3. 施灸后局部皮肤微红，有灼热感，属于正常现象。如灸后出现小水疱，无须处理，可自行吸收。如水疱较大，需立即报告医生，遵医嘱配合处理。

4. 操作完毕后，记录患儿施灸部位、施灸处皮肤及患儿感受等情况。

小儿电艾灸仪疗法操作规程及评分标准

项目		评分标准及细则	分值	扣分及原因	得分
准备质量15分	护士	仪表大方、举止端庄、态度和蔼；衣帽整齐、洗手、戴口罩	5		
	评估	遵照医嘱，对患儿进行评估，内容包括：患儿年龄、心理状况、临床表现、既往史及过敏史、对艾灸气味、热的接受程度，艾灸部位的皮肤情况	5		
	物品	艾片、电艾灸仪、纱布、弯盘、必要时备浴巾、屏风	5		
操作质量70分	患儿	核对患儿身份信息，解释，取得患儿及其家属的理解与配合	5		
		体位舒适合理，暴露艾灸部位，注意保暖，保护隐私	5		
	定位	遵医嘱确定艾灸部位，定位准确	5		
	施灸	开启艾灸仪，清洁操作部位皮肤，遵医嘱施灸	10		
		调节温度，施灸时间为 30 min	20		
	观察	观察局部皮肤情况，询问患儿有无不适。如有不适立即告知医生处理	10		
	完毕	清洁局部皮肤，保暖	5		
	整理记录	协助患儿整理衣着，合理安排患儿体位，整理床单位，告知患儿及其家属注意事项	5		
		整理用物，洗手，记录，签名	5		
终末质量15分	评价	患儿皮肤情况良好，无特殊不适感受；全程体现人文关怀	5		
		记录内容完整	5		
	技能熟练	施灸部位、方法准确；操作熟练、动作轻巧	5		
关键缺陷		发生烫伤扣 20 分			